U0295657

"十三五"国家重点图书出版规划项目
上海高校服务国家重大战略出版工程

主编 黄荷凤 副主编 徐晨明 金 帆

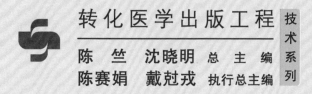

转化医学出版工程 技术系列

陈 竺 沈晓明 总 主 编
陈赛娟 戴尅戎 执行总主编

Clinical Practice of Preimplantation Genetic Diagnosis

植入前遗传学诊断临床实践

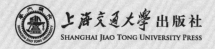

上海交通大学出版社
SHANGHAI JIAO TONG UNIVERSITY PRESS

植入前
遗传学诊断临床实践
Clinical Practice of
Preimplantation Genetic Diagnosis

内容提要

胚胎植入前遗传学诊断技术（PGD）是伴随辅助生殖和单细胞遗传诊断技术的发展而诞生的一种新型生殖遗传技术。全书共分6章，系统介绍了PGD技术的发展、孕前诊断的遗传咨询要点、PGD遗传学分析的主要技术及最新进展，并结合临床实例，讲解了重要、常见单基因遗传病基因诊断和PGD的进展，以及实验室遗传诊断的方法和流程等。本书编者由长期从事生殖遗传临床与科研工作的专家团队组成，全书蕴含了有关PGD的新技术理论、最新进展介绍与实践操作要点，具有系统性、先进性和实用性，突出了转化医学的特点。该书语言简练，图文并茂，可供广大中高级生殖医学医师、研究生参考阅读。

图书在版编目（CIP）数据

植入前遗传学诊断临床实践 / 黄荷凤主编. — 上海:
上海交通大学出版社,2018
转化医学出版工程
ISBN 978-7-313-19681-1

Ⅰ.①植… Ⅱ.①黄… Ⅲ.①遗传病-诊断-研究
Ⅳ.①R596.04

中国版本图书馆CIP数据核字（2018）第153251号

植入前遗传学诊断临床实践

主　　编：黄荷凤
出版发行：上海交通大学出版社　　　　　　　地　　址：上海市番禺路951号
邮政编码：200030　　　　　　　　　　　　　电　　话：021-64071208
出 版 人：谈　毅
印　　制：苏州市越洋印刷有限公司　　　　　经　　销：全国新华书店
开　　本：710mm×1000mm　1/16　　　　　印　　张：14.25
字　　数：221千字
版　　次：2018年7月第1版　　　　　　　　　印　　次：2018年7月第1次印刷
书　　号：ISBN 978-7-313-19681-1/R
定　　价：180.00元

主编介绍

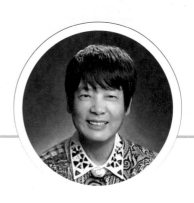

　　黄荷凤　中国科学院院士,上海交通大学和浙江大学特聘教授,博导,主任医师,英国皇家妇产科学院荣誉院士。现任上海交通大学医学院附属国际和平妇幼保健院院长、上海交通大学医学院胚胎源性疾病研究所所长、生殖遗传教育部重点实验室主任、中国妇幼保健协会副会长。国家重大研究计划首席科学家、"十二五"国家科技支撑计划项目牵头人、"863"项目负责人,教育部长江学者和创新团队发展计划——生殖安全转化医学研究负责人。担任 *Endocrinology* 等7家SCI杂志编委,以通讯作者在 *PNAS*、*Nat Med* 等SCI杂志发表论文120余篇,主编或副主编妇产科和生殖医学专著9部,作为第一完成人获国家科技进步二等奖、全国妇幼保健科学技术奖一等奖。

　　学科专长:生殖医学;生殖遗传

　　研究方向:发育源性疾病;生殖内分泌疾病和助孕安全

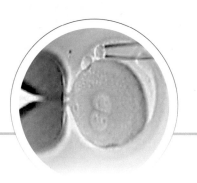

转化医学出版工程

总 主 编	陈 竺　沈晓明
执行总主编	陈赛娟　戴尅戎
总 顾 问	马德秀
学术总顾问	王振义

学术委员会名单（按姓氏汉语拼音排序）

卞修武	陆军军医大学病理学研究所,中国科学院院士
陈国强	上海交通大学医学院,中国科学院院士
陈义汉	同济大学附属东方医院,中国科学院院士
冯　正	中国疾病预防控制中心寄生虫病预防控制所,教授
葛均波	同济大学,中国科学院院士
桂永浩	复旦大学附属儿科医院,教授
韩泽广	国家人类基因组南方研究中心,教授
贺　林	上海交通大学Bio-X研究院,中国科学院院士
黄荷凤	上海交通大学医学院附属国际和平妇幼保健院,中国科学院院士
孙颖浩	第二军医大学,中国工程院院士
王　宇	中国疾病预防控制中心,教授
王红阳	第二军医大学东方肝胆外科医院,中国工程院院士
王升跃	国家人类基因组南方研究中心,教授
魏冬青	上海交通大学生命科学技术学院,教授
吴　凡	上海市疾病预防控制中心,教授

徐学敏　上海交通大学 Med-X 研究院,教授

曾益新　北京医院,中国科学院院士

赵春华　中国医学科学院/北京协和医学院,教授

赵玉沛　中国医学科学院/北京协和医学院,中国科学院院士

钟南山　广州医科大学附属第一医院,中国工程院院士

学术秘书

王一煌　上海交通大学系统生物医学研究院,教授

本书编委会

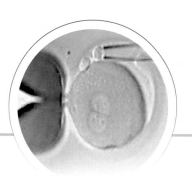

主　编

黄荷凤　上海交通大学医学院附属国际和平妇幼保健院

副主编

徐晨明　上海交通大学医学院附属国际和平妇幼保健院

金　帆　浙江大学医学院附属妇产科医院

编委会名单（按姓氏汉语拼音排序）

白彩虹　上海交通大学医学院附属国际和平妇幼保健院

陈松长　上海交通大学医学院附属国际和平妇幼保健院

费鸿君　上海交通大学医学院附属国际和平妇幼保健院

刘欣梅　上海交通大学医学院附属国际和平妇幼保健院

刘爱霞　浙江大学医学院附属妇产科医院

金　丽　上海交通大学医学院附属国际和平妇幼保健院

李淑元　上海交通大学医学院附属国际和平妇幼保健院

钱叶青　浙江大学医学院附属妇产科医院

钱羽力　浙江大学医学院附属妇产科医院

谈雅静　上海交通大学医学院附属国际和平妇幼保健院

王　丽　上海交通大学医学院附属国际和平妇幼保健院

王丽雅　浙江大学医学院附属妇产科医院

相玉倩　上海交通大学医学院附属国际和平妇幼保健院

植入前
遗传学诊断临床实践
Clinical Practice of
Preimplantation Genetic Diagnosis

叶英辉　浙江大学医学院附属妇产科医院

严恺浙　江大学医学院附属妇产科医院

张军玉　上海交通大学医学院附属国际和平妇幼保健院

朱小明　浙江大学医学院附属妇产科医院

总　序

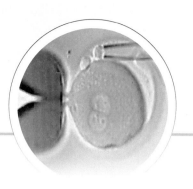

　　多年来，生物医学研究者与患者间存在着隔阂，而这些患者可能从生物医学研究成果中受益。一方面，无数罹患癌症等疾病的患者急切盼望拯救生命的治疗方案；另一方面，许多重要的基础科学发现缺乏实际应用者。近期涌现的转化医学旨在联结基础研究与临床治疗结果，优化患者治疗，提升疾病预防措施。

　　转化医学将重要的实验室发现转变为临床应用，通过实验室研究阐释临床疑问，旨在惠及疾病预测、预防、诊断和治疗。转化医学的终极目标是开发更为有效的预防和治疗方案，促进临床预后和健康水平。因此，无论对患者还是大众，转化医学是以人为本的医学实践。

　　在过去三十年中，中国居民的生活条件、饮食和营养、卫生保健系统得到了巨大发展。然而，随着经济增长和社会快速发展，卫生保健系统面临多种问题。中国具有复杂的疾病谱：一方面，发展中国家常见的感染性疾病仍是中国沉重的负担；另一方面，发达国家常见的慢性病也成为中国致死致残的主要原因。中国的卫生保健系统面临巨大挑战，须举全国之力应对挑战。中国正深化改革，促进居民福祉。转化医学的发展将促进疾病控制，有助于解决健康问题。

　　转化医学是多学科项目，综合了医学科学、基础科学和社会科学研究，以促进患者治疗和预防保健措施，其拓展了卫生保健服务领域。因此，全球各方紧密合作对于转化医学的发展至关重要。

　　为了加强国际合作，为基础、转化和临床研究工作者提供交流与相互扶持的平台，我们发起编纂"转化医学出版工程"系列图书。该系列图书以原创和观察性调查为特色，广泛涉及实验室、临床、公共卫生研究，提供医学各亚专业最新、实用的研究信息，开阔读者从实验室到临床和从临床到实验室的视野。

　　"转化医学出版工程"系列图书与"转化医学国家重大科技基础设施(上海)"紧密合作,为医师和转化医学研究者等对快速发展的转化医学领域感兴趣的受众提供最新的信息来源。作为主编,我热忱欢迎相关领域的学者报道最新的从实验室到临床的研究成果,期待该系列图书能够促进全球知识传播,增进人类健康。

2015年5月25日

前　言

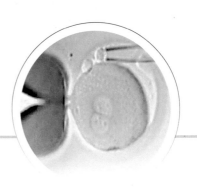

　　胚胎植入前遗传学诊断(PGD)技术是现代医学、生物学研究成果成功进行临床转化的一个经典代表,也是多学科包括生殖内分泌、胚胎学、分子生物学和遗传学多个学科发展的结果。基于体外受精—胚胎移植(IVF-ET)和遗传检测技术基础上的PGD从1967年Robert Edwars首次提出概念,经历了20余年的探索才具备了从实验室发现和技术建立到临床应用的转变,首例通过PGD的健康宝宝在1990年得以诞生。此后的20余年,辅助生殖技术取得巨大成就,人类基因组计划顺利实施和完成,遗传诊断技术的更新迭代,PGD的临床应用迈入了一个新纪元。从基于聚合酶链反应和荧光原位杂交技术的第一代PGD,发展为目前基于高通量芯片检测和高通量基因测序的第二代PGD,不仅增加了PGD的准确率,还增加了可检测的疾病种类和范围。由于在中国的伦理框架下,有更多的父母愿意选择这种可以避免产前诊断的非意愿性流产的更为积极的优生途径获得健康宝宝,中国的辅助生殖和PGD技术的质量和规模出现了快速增长,跻身国际前沿。

　　自2000年我国出生第一例经PGD的健康婴儿以来,全国各省市已有40余家生殖中心获得了准入开展PGD的资质,服务不孕不育患者和遗传病家系的能力和规模不断扩大。尽管PGD领域发展迅速,但是有关PGD的遗传咨询、伦理和适应证把握仍然没有完全取得共识,各个生殖中心在PGD的技术建立和临床应用的规范性上尚存在参差不齐的情况,当前还没有一部专门聚焦于PGD的专著。鉴于此,本书组织了首批获得卫生部PGD资质准入中心的专家团队编写。全书共分六章,第一章,综合概述了PGD的定义、历史、技术发展沿革及临床转化应用与相关政策指南;第二章,讨论了PGD治疗周期孕前遗传咨询的医学法律和伦理问题,重点介绍了染色体疾病、单基因遗传病的孕前遗传咨询的原则、策略及常见问题;第三章,结合临床实践经验,介绍了PGD患者辅助生殖临床评估和处理规范、胚胎实验室培养体系优化、胚胎活检技术选择和实验室质量控制；第四章，介绍了PGD的常见疾病类型及拓展应用情况，重点阐述了PGD在遗传性肿瘤及植入前胚胎HLA配型检测中的应用；第五章，系统介绍了PGD的遗传学分析技术及进展，包括PGD中下一代测序技术、Karyomapping技术的最新应用，以及常见的实验室问题和应对策略；第六章，结合PGD临床实践，介绍了进行性肌营养不良、血友病、遗传性多囊肾病等重要单基因遗传病的致病基因突变研究，以及PGD进展和实验室解决方案。本书大量采用了编者自己的列表和插图，给读者全景式展示贯穿PGD全程的遗传咨询、生殖内分泌临床处理、胚胎实验室和遗传实验室的原则、流程和解决方案，以供在这一研究领域的专业人员参考。

由于选择了一个日新月异的领域，同时由于篇幅、时间和水平的限制，遗漏和不足之处还请广大读者批评指正。

编　者

2018年3月29日

目 录

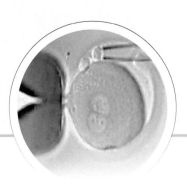

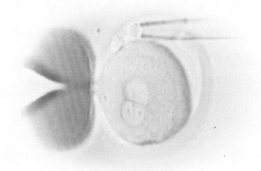

第一章

胚胎植入前遗传学诊断技术的发展与转化应用

出生缺陷是世界各国共同关注的重大公共卫生问题,也是备受全球关注的社会问题,现实迫切需要建立有效机制对出生缺陷进行防控,这是人类医学事业发展的一个重大挑战。胚胎植入前遗传学诊断(PGD)是指对体外受精的胚胎进行遗传学检测,选择遗传学正常的胚胎进行移植从而获得正常子代的生殖遗传技术。PGD是生殖内分泌学、胚胎学、医学遗传学等若干学科共同发展的结果。近年来,随着人类基因组的不断解析、各类新型遗传诊断技术的问世和发展,PGD技术作为阻断遗传性出生缺陷的优势有所凸显、PGD技术的诊断范围极大扩展、临床转化应用规模日益扩大、相关政策指南逐渐形成雏形。

第一节 胚胎植入前遗传学诊断技术概述

胚胎植入前遗传学诊断（pre-implantation genetic diagnosis，PGD）的诞生是现代医学研究临床转化成果的典型代表。它是一门充满挑战性的技术，代表了生物医学科学技术发展的最前沿。PGD能够有效开展，是若干学科共同发展的结果。这些学科包括内分泌学、男性学、胚胎学、分子生物学、医学遗传学以及生物信息学等。

一、关于PGD技术的定义及其内涵

PGD是指对体外受精（*in vitro* fertilization，IVF）的胚胎进行遗传学检测，剔除遗传物质存在异常的胚胎从而获得正常子代。因此，PGD是基于IVF和卵质内单精子注射（intracytoplasmic sperm injection，ICSI）技术基础上逐渐发展和成熟起来的更早期的孕前遗传诊断技术。辅助生殖技术的诞生使人们获取卵子和处于早期分裂阶段的胚胎成为可能，可以在卵子、早期合子或者胚胎上进行一次或数次活检，通过对活检细胞的遗传诊断，挑选出遗传学正常的最优胚胎进行移植，避免遗传性疾病通过胚胎进一步传递，也避免因流产对孕妇身体及心理健康造成的危害，同时也能够从根源上消除伦理道德观念带来的冲突。

但是，在这个过程中，由于可安全获得用于检测的遗传物质数量非常有限，限制了对样本进行进一步的确认分析。另外，为了将胚胎植入同步化的子宫，需要在一个狭窄的时间段内完成这项费时的遗传分析工作，也是一个棘手的问题。但是，随着IVF、胚胎移植、受精卵和胚胎冷冻保存、聚合酶链反应（polymerase chain reaction，PCR）、荧光原位杂交（fluorescence *in situ* hybridization，FISH）、基因探针、超微生物化学分析等诸多分子生物学及分子遗传学高新技术逐渐兴起，PGD技术在临床上的广泛使用已经成为一种必然趋势。

人类基因组计划（human genome project，HGP）的完成，为以基因组学为基础的分子遗传学和生物信息学发展奠定了坚实的基础。同时，建立在基因组学基础上的新型医学研究也悄然形成。随后，人类变异基因组学、全基因组关联研究（genome-wide association studies，GWAS）及重要疾病基因组学，以及其他组学等全景式分子医学工程技术的发展，为PGD技术的深入开展开启了全新的时代。人类基因组的不断解析，特别是应运而生的分子生物检测技术和全基因组分析的核心技术——微阵列生物芯片和深度测序技术的问世，PGD技术作为阻断遗传性出生缺陷的优势有所凸显，其定义有了更新的意义，PGD技术的诊断范围也获得了极大的扩展。

二、PGD的诞生及其技术沿革

PGD是伴随着最新分子生物学检测技术发展而诞生的一种新型临床检测技术。在过去的近30年中，IVF技术的发展，已经使上千万健康宝宝诞生。PGD正是在IVF技术和遗传学检测技术相结合的基础上诞生的，正是由于IVF技术的日益成熟和发展，从而可对植入前胚胎进行遗传学检测，使人类能够根据遗传学诊断结果挑选无特定疾病胚胎。目前，越来越多的夫妇已经成功通过PGD获取健康胚胎，已经成为众多高风险生育出生缺陷患儿的夫妇获得健康宝宝的重要手段。

（一）PGD的诞生

早在20世纪60年代，Edwards和Gardner在显微操作下对兔囊胚进行了活检，成功地从6-细胞的兔胚中分离出卵裂球，并由此提出了PGD的设想，通过取出少量滋养层细胞分析染色质的方法来选择雌性胚胎。20世纪80年代末期，英国伦敦Hammersmith医院的IVF中心开始开展PGD项目。然而，由于PGD技术本身的合法性受到当时英国国会的质疑及审查，因此他们被叫停了所有关于胚胎方面的研究。在这样的政治及社会环境之下，PGD技术发展受到阻碍并一度停滞。随后，许多社会团体及组织为使胚胎研究合法化进行了不懈的努力，因此，经伦理抗辩的首例通过受精和胚胎操作等方法诞生PGD宝宝的方案得以通过。英国开始允许在特定条件下开放相关研究，如允许对遗传性疾病诊断进行胚胎研究。

早期PGD技术涉及两个阶段：IVF/胚胎活检和遗传学检测。1988年，Hammersmith团队报道了从8-细胞胚胎中活检取出2个细胞，既没有影响该胚胎发育至囊胚，也没有影响该胚胎的代谢。然而，事实证明这项诊断并没有那么容易，遗传学诊断一直以来需要依赖大量细胞才能得以实施，而PGD仅仅只有2个细胞可供使用，在这种情况下进行的实验需要极高的敏感度才能使其捕捉到需要的信息。因此，直到1990年世界上首例单细胞诊断才算真正成功完成。

1990年，Handyside等对携带不同X连锁隐性遗传病的两对夫妇，通过PCR技术对其Y染色体进行特异性重复序列扩增，挑选出含有两条X染色体所对应的胚胎进行移植，最终使两位母亲成功受孕，分别生出一对健康的双胞胎女儿。严格意义上讲，这并不是一个理想的遗传学检测。因为在这个实验中，PCR结果显示出来为阴性的胚胎被假定为携带双X染色体，因此允许被移植。而任何依赖于阴性结果的判定不应该作为诊断的标准。不幸的是，在首轮7例妊娠女性中出现了1例误诊。这次误判，可能是由于扩增失败，或者是由于细胞核丢失，或嵌合体等原因。就在此时，美国芝加哥PGD团队报道了一种截然不同的PGD检测技术——极体活检。随后，1992年又将PGD用于囊性纤维化（cystic fibrosis）疾病的检测，并获得成功。由于囊性纤维化疾病的产生是由于致病基因的突变所致，与X连锁遗传病不同，这就要求PGD能够判断相关基因内部准确的突变位点，对检测精度要求极高，而在当时的IVF临床成功率低下、致病基因机制尚不明确、PCR技术的效率较低、单细胞材料受限等情况下，这一案例的成功对PGD的临床实施和推动具有极大意义。2000年，有人对109个通过PGD技术诞生的新生儿进行了追踪评估，发现用第一极体进行PGD方法没有表现出明显的有害性。自PGD开展以来，普遍认为这项新技术是安全的，没有并发症的报道，但误诊还是存在的，有待于该技术的进一步完善。2001年，Verlinsky等报道对胚胎进行人类白细胞抗原（human leucocyte antigen，HLA）检测，选择HLA配型与患病同胞相同的子代出生来进行干细胞移植治疗，进一步拓宽了该技术的研究和应用。随后，囊性纤维化的PGD也取得了成功。

Hammersmith团队感受到他们的遗传检测技术并不理想，因此他们与伦敦大学学院（University College London）的遗传系合作。20世纪90年代，伦敦大学学院的Griffin等已经能够利用FISH对人类胚胎X和Y染色体进行检测，从而确定胚胎的性别。随着FISH技术在临床的使用,PGD技术的使用效率进一步提高,但FISH单次检测的染色体种类有限,即使用多色荧光FISH技术也无法实现同时检测所有24种染色体。与此同时,分别来源于美国康奈尔和芝加哥的两个团队也开始进行PGD项目研究。

PGD的实施和开展始终伴随着诸多问题。例如,等位基因脱扣(allele drop-out,ADO)、染色体镶嵌现象等,使得PGD技术比原先所想象的要复杂得多。尽管如此,PGD技术已经在世界范围内广泛开展。我国中山大学附属第一医院生殖中心于1998年在国内首先开展PGD的研究和临床应用,并于2000年4月诞生了中国首例PGD新生儿。

(二) PGD技术分类

PGD是基于对极体、6~8细胞期卵裂球和囊胚期滋养层细胞等少量细胞进行遗传学检测和诊断的技术。根据取材不同各自有不同的技术分类,每种技术均有不同的优缺点及其适用范围。

1. 卵裂球活检

卵裂球活检是最常用的方法,其优点是由于此阶段的每个卵裂球都认为是全能性的,从6~8细胞期的卵裂球胚胎中取出1~2个细胞进行遗传学检测和分析,包括对细胞染色体非整倍体、结构异常及单基因遗传病进行分析和诊断等。目前,主流的观点认为,当卵裂球胚胎失去1~2个细胞之后,胚胎的发育潜能一般不会受到影响。检测后的胚胎如果能够顺利植入母体子宫,也不会增加后续发育异常的机会。虽然如此,由于卵裂阶段胚胎可进行检测的细胞数目极其有限,而卵裂阶段胚胎嵌合体发生率很高,因此不排除此时的分析和诊断可能出现漏诊和误诊。因此,临床上如何有效规避由于嵌合体导致的漏诊和误诊风险,是目前亟待关注的问题。另外,从严格意义上讲,为了提高遗传学分析检测的效率及准确率,进行活检的胚胎应尽量选择分级好的,一旦胚胎碎片>10%时,胚胎进行活检的效能和意义会显著降低。根据PGD无结果的案例分析显示,25%无法得出诊断结论的PGD是因为胚胎自身碎片过多造成。

2. 极体活检

极体活检是PGD另外一种常用的方法。众所周知,极体是卵母细胞在减数分裂过程中的产物。极体活检是指通过对极体进行遗传学检测和分析,了解其具体遗传信息情况,从而间接推测卵细胞的遗传信息,完成PGD。由于极体直接来源于卵母细胞排出后的产物,取材方便,且不会对胚胎产生破坏,因此,在一些女方遗传因素异常的PGD诊断中,极体活检显示出其优越性。但极体活检方法本身也存在着缺陷。例如,极体不能检测出父源性异常;不能诊断发生在受精期间或受精后的其他异常,也不能诊断多倍体、单倍体及嵌合体,而这些异常通常约占胚胎核型异常的20%。另外,极体中的染色体高频交换不利于分析远着丝粒位点,极体也不能进行性别鉴定等。

3. 囊胚期滋养层细胞活检

继卵裂球和极体活检后,一些学者尝试采用囊胚期滋养层细胞活检来完成PGD。其考量的科学依据是:① 利用囊胚期滋养层细胞可有效增加可供诊断的细胞数,由于活检细胞数量的增加,可极大提高PGD的效率及准确性;② 由于用来活检的囊胚期滋养层细胞将来是发育成母体胎盘的部分细胞,穿刺活检必定不会影响未来胚胎发育的潜能,增加了PGD的安全性。虽然如此,极体活检技术也存在另外一些问题。比如,滋养外胚层细胞可能与内细胞团核型存在不一致性,滋养层细胞不能完全代表内细胞团,从而导致结果分析的不准确性。另外,滋养外胚层细胞常常是多核化,甚至合胞化,这个也为检测和诊断的准确性带来了困难。

(三) PGD的技术沿革

常规上,PGD技术能够适用于性别诊断、某些单基因遗传病、染色体结构和数目异常等,其临床应用受生物检测技术发展的限制。近20年来,分子生物学技术发展迅猛,尤其是关于单细胞分子生物学检测技术的跨越式突破,使更多种类的遗传疾病尤其是单基因遗传病的胚胎植入前遗传学诊断(single gene disorder preimplantation genetic diagnosis, SGD-PGD)逐步开展。例如,多重PCR、荧光PCR、M-FISH、间期核转换(interphase nuclear conversion)技术、全基因组扩增(whole genome amplification, WGA)和比较基因组杂交(comparative genomic hybridization, CGH)技术逐步在临床推广和使用,PGD成为阻断遗传病有力的工具。

1. 荧光原位杂交 (FISH)

FISH是基于细胞遗传学、分子生物学以及免疫学产生的一门技术。其基本原理是将生物素（biotin）标记于已知的外源核酸序列，再利用荧光素或放射性物质标记后，使其与靶DNA进行杂交，形成特异性核酸杂交体，经荧光检测体系在镜下对待测DNA进行定性、定量或相对定位分析。常用于PGD的FISH探针有染色体记数探针（chromosome enumeration probe，CEP）、染色体特异单一序列探针（locus specific identifier probe，LSI）等，针对不同的需要可以选用不同的探针，包括多色荧光原位杂交（multi-color fluorescence *in situ* hybridization，M-FISH）或多轮FISH，可以对多条染色体进行诊断。

2. CGH

CGH是Kallioniemi等于1992年在FISH基础上发展起来的一种高通量分子细胞遗传技术，这一技术使间期细胞全基因组的快速检测成为可能。其基本原理是将消减杂交和FISH相结合，利用2种不同荧光素标记样本DNA和正常对照DNA，等量混合后使其竞争性与细胞有丝分裂中期染色体杂交，根据两种荧光信号的相对强度比值，确定待测样本染色体的缺失或者增加情况。CGH常用于检测两个（或多个）基因组间相对DNA拷贝数变化，包括异常缺失、增加、丢失、复制等。技术发展前期，CGH主要应用于肿瘤患者染色体畸变的检测与诊断。肿瘤细胞的基因组DNA和正常细胞的基因组DNA作为探针，与中期染色体分裂象进行杂交，通过比较上述两种探针标记的荧光信号强度来判断肿瘤细胞的DNA拷贝数情况。1997年，Solinas等建立的aCGH，基本原理与传统CGH相同，仅用基因芯片代替染色体核型，可将分辨率提高到75 kb。Wellis等首先将其应用于PGD，利用PCR技术扩增单个卵裂球的基因组DNA，并将荧光标记的核苷酸直接掺入到扩增的序列中，能够清楚地观察到染色体的细小变化。

CGH技术的优点是待测细胞可直接进行DNA抽提后的PCR扩增，不需要培养，也不需要制备特异区域探针，一次杂交实验即可在整条染色体或染色体区带水平上，对不同基因组间DNA序列拷贝数的差异进行检测并定位，可快速提供有关三体、单体或染色体较大亚区拷贝数变化的信息。CGH技术的局限性表现在：① 杂交时间较长；② 不能检测包括平衡性易位、倒位、环状染色体、部分嵌合体等其他拷贝数没有变化的染色体畸变。

3. 多色核型分析技术

由于传统FISH技术仅能用红色和绿色两种颜色做荧光标记，随着荧光成像等技术的发展,人们开始利用多种颜色的荧光素标记不同的探针,同时对一个样本进行杂交,并用相应的免疫荧光检测系统进行杂交信号的检测与放大,从而对多个靶DNA同时进行分析和定位,还能同时对不同探针在染色体上的位置进行排序,此技术即为多色核型分析技术,包括M-FISH和光谱核型分析(spectral karyotyping)。两者均为新发展的分子细胞遗传技术,能够在亚细胞水平将染色体异常快速可视化,是一类具有很大发展潜力的产前诊断工具。光谱核型分析是利用干涉成像技术,通过不同颜色显示来区分所有的染色体,准确检测染色体上的细微变异,尤其是发生在染色体末端的变化。光谱核型分析技术的突出优势是利用光谱分析技术进行数字图像处理。通过一次杂交实验,就能同时分辨人类的22对染色体及XY性染色体及全部核型。由于大部分活检卵裂球细胞核处于间期,采用光谱核型分析技术对卵裂球进行分析条件严苛,相关研究非常有限。

4. 引物原位合成技术(primed *in situ* synthesis)

引物原位合成技术是20世纪90年代发展起来的另一种原位标记染色体的技术。其原理同FISH相似,但不需要提前标记探针,仅用生物素和地高辛标记dUTP后,寡核苷酸同它互补的序列杂交,作为引物进行标记使合成的DNA被标记上,从而得以观察。该技术既借鉴了FISH标记技术使染色体能够被直观观察到,同时利用PCR的特异性和灵敏度,因此,该技术不仅可用于染色体筛查,也可用于单拷贝基因的诊断,对单个染色体的筛查是快速而简便的。除引物原位合成技术外,在FISH技术基础上发展而来应用于临床PGD中的技术还包括:染色体涂抹(chromosome painting, CP)、反向染色体涂抹(reverse CP, RCP)技术、异源复制分析(hetero duplex analysis)技术、蛋白质截短试验(protein truncation test)技术及细胞融合技术以得到中期分裂相等。

5. 微测序技术(minisequecing)

微测序技术,又称为单核苷酸引物延伸法(single nucleotide primer extension, SnuPE)。指通过设计不同的PCR引物选择性扩增胚胎DNA中含有突变序列或者不含突变序列的片段,最后检测是否含有扩增产物以确定胚胎正常与否。微测序技术尤其适用于检测不涉及限制性位点的点突变。2003年,Fiorentino等较早利用微测序技术进行SGD-PGD检测与诊断。他们通过与常用的PGD诊断方法进行比较,发现微测序技术具有较高的敏感性和可靠性。除此之外，Bermudez等在单细胞水平上利用微测序技术对于一些单基因病，如囊性纤维化、镰状细胞贫血、β-珠蛋白生成障碍性贫血（又名β-地中海贫血）等进行快速且准确的检测及诊断。通过利用微测序技术与其他技术相结合，发现对于某些单基因病，特别对于如囊性纤维化、β-地中海贫血、镰状细胞贫血、A型血友病、视网膜母细胞瘤、脊髓性肌萎缩等疾病的诊断具有较大优势，目前在临床PGD中已广泛使用。

6. 多重置换扩增（mutiple displacement amplification）

在30℃恒温条件下，phi29 DNA聚合酶在多个位点同时合成新的DNA链取代模板互补链，被置换出新的DNA链又成为模板来进行扩增，形成级联放大系统，最终生成大量的高保真DNA。多重置换扩增反应主要依赖Phi29 DNA聚合酶，这种聚合酶具有不同于 *Taq* 酶的优势。

多重置换扩增是一种扩增效率高、保真性好的新兴WGA技术。其基本原理是利用噬菌体滚动扩增复制的原理发展而来。具体而言，利用高度持续合成能力的phi 29DNA聚合酶及高保真的3′-5′核酸外切酶，将引物经过硫代磷酸修饰后，形成具有抗核酸内切酶活性的随机六聚体，从而能够在多个位点与模板DNA结合同时起始复制。新链合成的同时取代模板的互补链，被置换的互补链又成为新的模板来进行扩增，形成一个级联放大系统，最终获得大量DNA产物。这样一种基于酶促反应而不依赖热循环的DNA体外等温扩增技术，可用于多种样本（包括质粒、细菌人工染色体及全基因组等）的DNA扩增。Hellani等首次将多重置换扩增应用于诊断地中海贫血及囊性纤维化的PGD，随后如马方综合征（Marfan syndrome）等PGD的多重置换扩增应用相继报道。2006年，Renwick等利用多重置换扩增与短串联重复序列（short tandem repeats，STR）连锁分析相结合，形成植入前遗传学单倍型分析（preimplantation genetic haplotyping，PGH）技术体系。

（四）植入前遗传学筛查（preimplantation genetic screening，PGS）沿革

PGD是指利用最新的分子生物学技术和方法，针对已知致病基因进行胚胎植入前遗传学检测，其最终目的是剔除含有已知致病基因的胚胎，达到阻断相关遗传疾病在家系中进一步传递的可能性。PGS又称为"低风险PGD"（low-risk PGD）。PGS的筛查内容不局限于特定致病遗传因素，其最终目的是通过前

沿技术,在同批胚胎中进行最优胚胎筛选并进行移植,达到提高IVF的整体成功率的目的。因此,PGD和PGS的临床适应证有较大的不同。有遗传病家族史,尤其是有单基因病的家族史,是PGD的主要适应人群。目前,随着医学遗传学技术和方法发展的日新月异,人类基因功能的挖掘也逐步深入和扩大,许多有明确致病基因的胚胎能够逐步被检出并剔除,一些在家族中并未显示发病的人群中,在经历数次流产,且流产物在基因检测后发现携带有致病基因,或者有生育过患儿的家庭中,PGD也成为他们进行生殖干预值得推荐的选择。相对于PGD,PGS适宜人群更加广泛,高龄不孕、IVF反复失败患者均可采取PGS进行进一步助孕。PGS筛查内容与染色体病PGD基本相同,主要是以筛查染色体非整倍体为主,但随着技术的发展,胚胎的各色染色体异常、单基因遗传突变甚至新发(*de novo*)突变都可同时检测出来,PGD和PGS两者在技术层面最终将逐渐趋同。

PGS是由PGD衍生而来的植入前胚胎遗传学筛查,主要是针对染色体高度非整倍体发生风险的夫妻,他们并没有存在遗传学上的异常。PGS主要适用于以下几类人群:① 高龄:指年龄 ≥ 37岁;② 核型正常而反复自然流产(>3次)的夫妇;③ 多次IVF失败;④ 多次着床失败:指即使是高质量的胚胎移植,失败也超过3次;⑤ 严重的男性不育因素等。PGS也适用于其他一些情况,如曾有过因遗传因素导致的异常妊娠、胚胎质量差、前期曾接受放射治疗及单胚移植等。由于在IVF的实施过程中,优先移植整倍体胚胎能够显著性提高妊娠率且降低自然流产率,因此,临床上约有超过1%的家庭会选择通过PGS/PGD来确认胚胎中染色体的倍性。目前,PGS从最初1997—1998年间的116个周期,到2004年已达到2 087个周期,呈现稳步增长的趋势,但也有不少关于PGS的争议。

与PGD目前明确的适用性相比,PGS的临床应用过程充满争议,尤其是针对PGS对提高IVF整体妊娠率、降低流产率等认知方面,各项研究结论并不一致,这是导致这一临床应用颇受争议的主要原因。2004年,Mastenbroek团队通过多中心、随机、双盲的临床调查,在年龄35～41岁的408例女性IVF患者中,PGS患者206例,对照组202例,共计836个周期(434个周期行PGS、402个周期未行PGS),针对包括第12周妊娠率、生化妊娠率、临床妊娠率、流产率、活产率等进行分析,发现PGS组妊娠率显著低于对照组(25% *vs* 37%),且PGS组的活产率也显著低于未行PGS组（24% *vs* 35%）。Munne等发现PGS能够显著提高胚胎植入率，但是针对妊娠最终结局的调查中，他们发现PGS并没有增加活产率。2007年，同样是Munne团队及Colls等调查发现，PGS显著地降低自然流产率。仔细思考PGS所带来的这些争议，比较中肯的分析认为：① 由于PGS所需检测的细胞来源于第3天卵裂球，而此时的卵裂球活检技术可能对胚胎产生一定的影响，从而有碍于胚胎的成功着床；② 利用FISH技术仅能检测到有限的染色体，不能囊括所有染色体的状态，因此仍有一些非整倍体被漏检出来，而这些被漏检出的非整倍体胚胎仍然会被当作正常胚胎进行移植；③ 嵌合体所导致的问题无法排除；④ 不能排除由于技术缺陷所带来的不良结局；⑤ PGS纳入的患者标准并不统一。

PGS临床中常被施用于反复着床失败的患者，但PGS是否能够显著增加这些患者的植入率和临床妊娠率，也是颇具争议的问题。一些研究显示，PGS不能显著地增加植入率与临床妊娠率。但另外一些研究认为，对于某些反复着床失败患者，如能够在后续周期中准确诊断胚胎的染色体倍性，经PGS后仍然会获得较高的着床率与临床妊娠率。Munne等研究更加表明，PGS可显著降低反复自然流产患者的自然流产率。目前，根据欧洲人类生殖与胚胎协会（European Society of Human Reproduction and Embryology, ESHRE）PGD协作组的资料显示，PGS后经人绒毛膜促性腺激素（human chorionic gonadotropin, HCG）阳性确认的生化妊娠率为15%（1 013/6 737），经胎心搏动诊断的妊娠率为13.6%（918/6 737）。

PGS临床使用的争论性是技术发展过程的必然，除此之外，由于患者纳入的标准目前世界上并不统一，因此这也为PGS的临床结局统计带来困难。Gleicher和Barat等坚持认为，不恰当的PGS患者纳入标准也是导致PGS临床结局不良的重要原因之一。因此，在进行PGS的时候，需要选择合适的患者，这可能是PGS成功的关键。比较有意思的是，虽然PGS应用于高龄患者，目前年龄在26～30岁IVF患者进行PGS之后，成功率却最高，最直接的原因是由于这个年龄段的患者胚胎发生染色体非整倍体的风险较低。由于胚胎卵裂极易发生染色体异常，统计显示卵裂期大约会有50%的胚胎存在染色体异常，如果患者年龄超过40岁时染色体异常的比例会高达80%。能够快捷迅速地鉴定出卵裂期胚胎染色体状态已成为迫在眉睫的事情。目前，利用囊胚滋养层细胞结合新的全染色体分析和囊胚冻存的PGS新方案取得了令人惊叹的结果。另外,不需要冻存,直接使用第3天或第5天的胚胎样本,进行全染色体非整倍体筛查后的新鲜胚胎移植后的临床妊娠率和出生率都有显著性提高。

PGS的主要目的是通过PGS后能够挑选出最具发育潜能的胚胎。临床上,PGS实施的检测内容基本一致,这一点与PGD有所不同。因为PGD是针对明确致病基因的检测,而大多数患者所携带的致病基因突变位点各不相同,因此更需要针对不同突变位点的个性化检测技术,其工作量也会可能会远远超过PGS的常规性检测内容。随着成熟技术的不断推广使用,近几年来,临床上除了使用传统的胚胎形态学评分方法外,一些新的技术方法也逐步在PGS过程中得以使用。如呼吸测量法、双折射测量法、代谢组及蛋白质组学手段等都被用于PGS。在这些技术方法中,利用延时摄像技术(time-lapse-imaging)对胚胎形态和动力学进行连续观察的方法得以推崇。2013年,Campbell等利用延时摄像技术对胚胎非整倍体风险进行评估,这种方法甚至部分取代PGS的功能。然而,虽然延时摄像技术有其临床使用价值,但目前的共识是,针对胚胎活检样本进行PGS仍然是目前最可靠的植入前胚胎染色体异常筛查的方法。虽然PGS新方案的最终价值和受益人群还需要通过大量前瞻性的随机试验来验证,但目前辅助生殖领域的科学家们对待PGS的前景还是相当乐观。

三、PGD技术的发展及其展望

近30年来,人类基因组学的发展取得了一系列重大的成果,伴随着这些重大成果的诞生,逐步衍生了大批新型的技术和方法,它们有效地解决了一些曾经限制PGD临床应用的问题,极大地推动了PGD的进一步临床应用,对辅助生殖医学领域的前沿性发展地位影响深远。人类基因组图谱的构建、二代测序(next generation sequencing, NGS)技术的诞生及完善、生物信息技术的进步等,加速了人类对自身疾病背后隐藏的遗传因素的了解,疾病和遗传之间的关系越来越明晰。同时,WGA、微阵列比较基因组杂交(array comparative genomic hybridization, array CGH)、单核苷酸多态性微阵列(single nucleotide polymorphisms array, SNP array)、NGS等系列基因组学分析新技术的问世,为

PGD的应用和推广提供了有效的技术支持。最近几年，随着NGS的测序时间和测序成本急剧下降，基于NGS的全基因组测序作为PGD终极解决方案在不久的将来将成为现实。

1. array CGH在染色体结构变异检测中的应用

Array CGH是近年来发展起来的一种高效的分子遗传分析技术，它用微阵列取代传统CGH的中期分裂象，针对芯片上大量的微小片段靶序列，使芯片有能力检测到从几十到上千kb的基因组缺失或重复，具有高分辨率、高敏感性、高通量、自动化和快速等优点。通过一次杂交实验就能够可靠地对全基因组DNA拷贝数变异（copy number variant，CNV）进行检测，从而直接将靶向性的DNA序列精确定位，有效检测出常见的三体、微小片段的三体；也能够检测出相当一部分常规核型分析技术不易发现的染色体微缺失和微重复综合征，以及亚端粒或者其他不平衡的染色体重排。利用芯片将染色体诊断提高到基因水平，有效地克服或弥补了传统染色体检测技术的局限性，显著提高了染色体异常的检出率。除此之外，由于array CGH能够在同一个系统内完成DNA扩增和分析，可减少对多个样本同时处理时的识别错误和混淆风险，在满足诊断精准性和高效率需求的同时，能够检测出相当一部分核型分析正常病例中隐藏的染色体不平衡和染色体微小变异，异常检出率达9%～20%。随着扩增效率高、保真性好的WGA系列技术的问世，由于能在全基因组范围内鉴定染色体的非整倍体及染色体拷贝数的缺失和增加，并且array CGH芯片及配套试剂已经商品化生产，array CGH迅速走向了PGD的临床应用。

2. SNP array技术

SNP array作为一种全新的高通量分子遗传学分析技术，是一种含大量单核苷酸多态性（single nucleotide polymorphism，SNP）位点的高密度基因芯片。通过在原位合成的硅材料上植入大量设计好的探针，将待测样本经处理后，与芯片上的探针进行杂交。杂交后的芯片通过处理后，扫描荧光信号，由计算机对每个荧光信号进行分析，它能同时对大量的核酸进行高通量的检测和分析，经过数据分析软件判断对应片段或位点是否有重复或缺失。SNP array主要应用于全基因组SNP基因型分析（SNP genotyping）、连锁分析（linkage）、关联分析（association）以及CNV分析等，广泛应用于致病基因的定位克隆、关联分析、新药基因组学等研究领域。与array CGH相比，SNP array技术只需对待测样本进行杂交,不需要同时标记待测样本及对照样本,且待测的序列无须与对照序列杂交,直接通过计算机将收集到的荧光信号数据与数据库进行对比分析。目前,除开发了应用于分子遗传诊断的SNP探针外,还拥有包括CNV的探针。与传统的FISH、array CGH或其他染色体分型技术相比,它能以快速并低成本地筛选与疾病相关的SNP、分析结构变异、鉴定杂合子缺失(loss of heterozygosity, LOH)、发现微小的染色体改变,且能够在全基因组范围内鉴定染色体的缺失和增加。SNP array由于具备操作性强、获取信息量大的优势,已经在临床PGD/PGS中广泛使用。

3. NGS技术及基于NGS的PGD技术

NGS技术又称为高通量测序技术或深度测序技术。NGS技术以大规模并行序列为特征,一次性完成几十万到几百万条的DNA分子进行序列测定。其主要过程是将通用接头连接到需测序的片段化基因组DNA上,然后产生成百上千万的单分子多克隆PCR阵列,再进行大规模的引物杂交及酶延伸反应,由于这些反应可以对几十万甚至几百万的序列同时进行,反应后每一步产生的信号可以同时进行检测,所获得的测序数据经计算机分析即可获得完整的DNA序列信息。实验室通过胚胎活检获取少量细胞,经过WGA、NGS及后续生物信息学深度分析,可最终获取包括染色体异常情况、致病基因位点等详细信息。理论上讲,NGS技术能够获取基因组的全部序列信息,因此通过不同的检测和分析策略,完全有可能实现对植入前胚胎染色体异常、单基因突变甚至新发 *de novo* 突变等各个层面的检测和筛选,目前已成为PGD/PGS临床应用最强的技术手段之一。

得益于辅助生殖技术和单细胞遗传学诊断技术的飞速发展,PGD技术也获得了长足的进步。2005年4月"第5届国际胚胎植入前遗传学诊断研讨会"于伦敦召开,大会估计世界上已经进行了超过10 000例PGD周期,并获得了数千例成功分娩,PGD的应用已经大大超出了原先的设想范围。HGP的完成和更加敏感的仪器设备的出现,将进一步加速PGD技术的发展。由于互联网技术使大众,无论是医师还是患者,对遗传学信息的认知以空前的速度提升。因此,PGD的需求必将在不远的将来出现明显的增长。

(刘欣梅,黄荷凤)

第二节 胚胎植入前遗传学诊断技术的 临床转化应用与政策指南建立

一、PGD技术的临床转化应用

纵览PGD的发展以及应用历史,从20世纪90年代FISH技术的应用,到21世纪后基因组学时代深度测序技术的日渐兴起,深刻体现了临床转化的精髓和本质。在PGD技术使用过程中,由于各种技术本身的弊端,无数科研工作者尝试利用各种不同的新技术,试图去完善PGD临床诊断体系。因此,从这个意义上讲,PGD是技术和科学思想的有机结合。正是在技术的优化和发展的过程中,通过最新的技术,将医学遗传、生殖医学等学科的最新理论体系和信息体系最大的外化,体现了转化医学最核心的本质。在PGD临床诊断过程中,通过新兴技术引进,极大地提高了筛查的效率和范围,覆盖率高,具有深度和广度,并结合已有的传统技术深度挖掘,与已积累的数据配对,大大提高了对疑难杂症PGD的准确率和时效性。

1. array CGH 在临床PGD中的发展与转化

1998年,Fischer 等报道了第1例平衡易位携带者应用FISH 技术进行PGD,自此,FISH成为PGD的主要诊断方法。对参与易位的两个染色体,FISH检测常使用着丝粒、特异位点及亚端粒探针,且随着探针的日趋商业化,FISH技术迅速得到推广应用。然而越来越多的研究者发现,FISH用于PGD有明显的局限性,最主要的是无法诊断全套染色体组,仅能分析有限数目的染色体。

2010年,Evangelidou 等在64例产前胎儿样品中使用array CGH、FISH 和PCR 等技术进行基因组变异分析,对比超声结果发现,相对于后两种检测方法,array CGH有更好的检出率。Mir等对比受精后第3天FISH与受精后第4天array CGH的一项小样本研究发现,56%的array CGH与FISH结果完全一致,44%的array CGH发现FISH未涉及的染色体非整倍体,7.4%(2/27)两种方法诊断的结果完全不同。2011年,Gutierrez-Mateo 等比较了FISH和array CGH非整倍体诊断效率,发现FISH的未检出率为11.2%,误诊率为9.1%;而array CGH未检出率为2.9%,误诊率为1.9%,明显低于前者。2006年,Le Caignee等证实了array CGH应用于染色体平衡易位携带者PGD的可行性。2011年,Alfarawati等发现染色体易位携带者PGD中应用传统的CGH和array CGH的整体诊断效率非常相似,分别为91.8%和91.5%,与之前报道的应用FISH的诊断效率(92.9%~93.5%)相当。Fiorentino等也利用array CGH技术检测了18种不同易位产生的68类非平衡染色体,并检测到了最小为2.5 Mb的非平衡片段。上述研究结果表明,array CGH应用于染色体易位的诊断具有令人满意的性能。

Lim等和Fischer等分别于2008和2010年报道,FISH应用于第3天卵裂期胚胎检测,获得的临床妊娠率为23.3%~39.0%(女方平均年龄为31~34岁)。2010年,Fiorentino等报道,染色体平衡易位携带者PGD时应用PCR进行诊断,临床妊娠率为75%,植入率为59.6%。2011年,他们继续报道:平衡易位携带者PGD应用array CGH后,临床妊娠率为70.6%,继续妊娠率为63.6%。2013年,一项随机对照试验报道,应用array CGH技术联合形态学胚胎筛选后进行移植与仅应用形态学指标进行胚胎筛选相比,临床妊娠率有显著提高(分别为70.9%和45.8%),且受监测囊胚中空信号率非常低。array CGH可用于有多重重排的复杂基因型的诊断,虽然得到正常和(或)染色体平衡整倍体胚胎的可能性很小,而应用FISH进行多重重排的复杂基因型的诊断则更复杂难行。array CGH技术不仅可以诊断染色体易位携带者衍生的非平衡染色体,而且可以利用WGA扩增后的DNA样本联合PCR方法同时进行单基因病诊断。

2. NGS在临床PGD中的发展与转化

2005年底,《自然》(*Nature*)杂志以里程碑事件报道了基于焦磷酸测序法的NGS技术。文章高度评价该技术方法,认为该方法是对传统测序的一次革命性改变,NGS技术带来了测序技术全面的革新,DNA测序经济成本和时间成本急剧下降,使其大规模使用成为可能。这远远超过计算机界的摩尔定律,至2013年每百万碱基的测序成本已经下降到0.1美元的水平。测序通量上升和成本下降是测序技术走向临床的重要基础。

最先应用单细胞高通量全基因组测序技术的是肿瘤细胞的遗传研究,单细胞高通量测序从根本上解决了肿瘤细胞高异质性难题。随后在生殖医学领域,陆续引进和发展了单细胞高通量测序技术。2012年,Lu等首先对人单个精子进行高通量测序,用于研究精子全基因组范围的重组热点。Yin等对单细胞多重置换扩增WGA产物进行了高通量、低覆盖度的全基因组测序,开启了人类胚胎细胞染色体非整倍体筛查的临床前研究。在他们对38个囊胚滋养细胞进行单细胞测序后发现,68%(26/38)为整倍体,32%(12/38)为非整倍体,与array CGH的结果高度一致。在该项研究中,他们提出在0.07倍的测序深度和5.5%的覆盖度下完全可以对染色体进行非整倍体的确定。2013年,Treff等在Ion Torrent测序平台上进行芯片目标捕获序列和高通量测序,对携带囊性纤维化、沃克华宝综合征(Walker-Warburg syndrome)、家族性自律神经失调(familial dysautonomia)、X-连锁低磷性佝偻病(X-linked hypophosphatemic rickets)或神经纤维瘤病(neurofibromatosis)共6对夫妇的胚胎WGA产物进行了高通量测序,其PGD结果和实验室另两个常规方法的检测结果全部相符。

二、PGD技术政策指南的建立

2005年,ESHRE的PGD Consortium出版了一系列针对PGD和PGS项目的临床操作指南,并于2008年修正了PGD操作流程及实验室质量保障指南,就PGD实验室建立、标本取材、诊断技术、胚胎移植、质量控制与保障、遗传咨询与随访等提出了建议。随后几年里,由于大量新技术的涌现,ESHRE PGD Consortium认为应该进一步实时修改PGD指南。2011年,覆盖了PGD技术所有方面的多个指南文件进一步出版。这些指南分成4个文件,分别应用于PGD项目的各个方面,其中1个主要应用于PGD中心的组建,而另外3个是有关PGD的方法学,包括以FISH技术为基础的检测、以临床扩增技术为基础的检测及PGD/PGS极体和胚胎活检的相关指南文件。PGD的方法学指南应该与PGD中心组建指南一起共同阅读,后者包含了PGD/PGS的适应人群、排除或纳入标准、遗传咨询和知情同意原则,建立IVF中心、运输PGD的质量保证和质量控制以及认证。该指南进一步明确了PGD技术是对可能将遗传异常的风险传递给子代的患者进行植入前胚胎检测,包括单基因遗传病(常染色体隐性、常染色体显性及X连锁疾病)、染色体平衡易位的携带者;而PGS主要是针对进行IVF的不孕患者,目标是提高IVF的妊娠率和活产率,PGS适应于高龄妇女、反复着床失败、严重的少弱畸精子症,以及夫妇双方核型正常但有数次流产经历的患者,但有关PGS的适应证目前临床上仍存在不同的意见。2011年11月,在法国蒙彼利埃举行的PGD和囊性纤维化疾病分子诊断讲习班上来自欧洲7个国家的18位专家以ESHRE出版的指南为基础,制订了具体的囊性纤维化疾病的PGD准则,内容涵盖了基因变异的名称、纳入标准、遗传咨询、诊断策略和PGD结果报告的专家共识。2013年,欧洲人类遗传学会和ESHRE两个学会进一步从临床遗传和辅助生殖建立更好的衔接角度,从科研、临床实践、伦理、法律政策等角度对先前发表的相关指南内容进行补充和更新,指出诊断实验室应该按照国际公认的认证标准(国际标准组织ISO 15189)进行结果的报告。

与临床其他检测技术体系相比,PGD技术仍然不易管理和缺乏相应的标准。然而,越来越多的国家和地方政府开始对PGD进行管理和控制,对于能够进行PGD的生殖中心和实验室进行准入认证。而与传统意义上的遗传学诊断技术相比,作为PGD一部分的单细胞检测技术需要高准确性和可靠性。许多调控、管理制度甚至法律体系逐渐产生,目的就是为了维持PGD诊断的高质量性。例如,欧洲质量分子网络试图完善和使分子诊断标准化。面对PGD的高质量和标准化目标,需要逐步建立一致同意的观念和认识。

(刘欣梅,黄荷凤)

------------------------------ 参 考 文 献 ------------------------------

[1] Alfarawati S, Fragouli E, Colls P , et al. First births after preimplantation genetic diagnosis of structural chromosome abnormalities using comparative genomic hybridization and microarray analysis[J]. Hum Reprod, 2011, 26: 1560-1574.

[2] Barrett AN, McDonnell TC, Chan KC, et al. Digital PCR analysis of maternal plasma for noninvasive detection of sickle cell anemia[J]. Clin Chem, 2012, 58(6): 1026-1032.

[3] Bermudez MG, Piyamongkol W, Tomaz S, et al. Single-cell sequencing and mini-sequencing for preimplantation genetic diagnosis[J]. Prenat Diagn,2003, 23(8): 669-677.

[4] Campbell A, Fishel S, Bowman N, et al. Retrospective analysis of outcomes after IVF using an aneuploidy risk model derived from time-lapse imaging without PGS[J].

Reprod Biomed Online,2013, 27(2): 140−146.

［ 5 ］ Canick JA, Kloza EM, Lambert-Messerlian GM, et al. DNA sequencing of maternal plasma to identify Down syndrome and other trisomies in multiple gestations［ J ］. Prenat Diagn,2012,32(8): 730−734.

［ 6 ］ Dimitry ES, Bates SA, Oskarsson T, et al. Programming *in vitro* fertilization for a 5− or 3−day week［ J ］. Fertil Steril,1991, 55(5): 934−938.

［ 7 ］ Edwards RG , Gardner RL. Sexing of live rabbit blastocysts［ J ］. Nature,1967, 214(5088): 576−577.

［ 8 ］ Evangelidou P, Sismani C, Ioannides M, et al. Clinical application of whole-genome array CGH during prenatal diagnosis: Study of 25 selected pregnancies with abnormal ultrasound findings or apparently balanced structural aberrations［ J ］. Mol cytogenet,2010, 3: 24.

［ 9 ］ Fiorentino F, Magli MC, Podini D, et al. The minisequencing method: an alternative strategy for preimplantation genetic diagnosis of single gene disorders［ J ］. Mol Hum Reprod,2003, 9(7): 399−410.

［10］ Fiorentino F, Spizzichino L, Bono S, et al. PGD for reciprocal and Robertsonian translocations using array comparative genomic hybridization［ J ］. Hum Reprod, 2011, 26(7): 1925−1935.

［11］ Griffin DK. Fluorescent *in situ* hybridization for the diagnosis of genetic disease at postnatal, prenatal, and preimplantation stages［ J ］. Int Rev Cytol,1994,153: 1−40.

［12］ Griffin DK, Handyside AH, Harper JC, et al. Clinical experience with preimplantation diagnosis of sex by dual fluorescent *in situ* hybridization［ J ］. J Assist Reprod Genet,1994,11(3): 132−143.

［13］ Griffin DK, Handyside AH, Penketh RJ, et al. Fluorescent *in-situ* hybridization to interphase nuclei of human preimplantation embryos with X and Y chromosome specific probes［ J ］. Hum Reprod,1991, 6(1): 101−105.

［14］ Gutierrez −Mateo C, Colls P, Sanchez-Garcia J, et al. Validation of microarray comparative genomic hybridization for comprehensive chromosome analysis of embryos［ J ］. Fertil Steril,2011,95(3): 953−958.

［15］ Handyside AH, Kontogianni EH, Hardy K, et al. Pregnancies from biopsied human preimplantation embryos sexed by Y-specific DNA amplification［ J ］. Nature,1990,344(6268): 768−770.

［16］ Hardy K, Handyside AH. Biopsy of cleavage stage human embryos and diagnosis of single gene defects by DNA amplification［ J ］. Arch Pathol Lab Med,1992, 116(4): 388−392.

［17］ Hardy K, Martin KL, Leese HJ, et al. Human preimplantation development *in vitro* is not adversely affected by biopsy at the 8-cell stage[J]. Hum Reprod,1990,5(6): 708-714.

[18] Horsting JM, Dlouhy SR, Hanson K, et al. Genetic counselors' experience with cell-free fetal DNA testing as a prenatal screening option for aneuploidy[J]. J Genet Couns, 2014, 23(3): 377-400.

[19] Klinger K, Landes G, Shook D, et al. Rapid detection of chromosome aneuploidies in uncultured amniocytes by using fluorescence *in situ* hybridization (FISH)[J]. Am J Hum Genet,1992, 51(1): 55-65.

[20] Lu S, Zong C, Fan W, et al. Probing meiotic recombination and aneuploidy of single sperm cells by whole-genome sequencing[J]. Science,2012, 338(6114): 1627-1630.

[21] Mastenbroek S, Engel C, van Echten-Arends J, et al. Preimplantation genetic screening for numerical chromosomal abnormalities in embryos from women of 35 years of age and older; first results in The Netherlands[J]. Ned Tijdschr Geneeskd, 2004,148(50): 2486-2490.

[22] Miller VL, Martin AM. The Human Genome Project: implications for families[J]. Health Soc Work, 2008,33(1): 73-76.

[23] Munne S, Gianaroli L, Tur-Kaspa I, et al. Substandard application of preimplantation genetic screening may interfere with its clinical success[J]. Fertil Steril,2007, 88(4): 781-784.

[24] Renwick PJ, Trussler J, Ostad-Saffari E, et al. Proof of principle and first cases using preimplantation genetic haplotyping—a paradigm shift for embryo diagnosis[J]. Reprod Biomed Online, 2006, 13(1): 110-119.

[25] Rubio C, Rodrigo L, Mir P, et al. Use of array comparative genomic hybridization (array-CGH) for embryo assessment: clinical results[J]. Fertil Steril,2013, 99(4): 1044-1048.

[26] Schluth-Bolard C, Delobel B, Sanlaville D, et al. Cryptic genomic imbalances in de novo and inherited apparently balanced chromosomal rearrangements: array CGH study of 47 unrelated cases[J]. Eur J Med Genet, 2009,52(5): 291-296.

[27] Treff NR, Fedick A, Tao X, et al. Evaluation of targeted next-generation sequencing-based preimplantation genetic diagnosis of monogenic disease[J]. Fertil Steril,2013,99(5): 1377-1384, e1376.

[28] Verlinsky Y, Rechitsky S, Schoolcraft W, et al. Preimplantation diagnosis for Fanconi anemia combined with HLA matching[J]. JAMA,2001, 285(24): 3130-3133.

[29] Walknowska J, Conte FA, Grumbach MM. Practical and theoretical implications of fetal-maternal lymphocyte transfer[J]. Lancet,1969, 1(7606): 1119-1122.

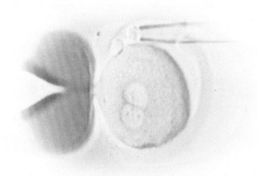

第二章

孕前诊断的遗传咨询

技术的发展使孕前诊断已经从遗传性出生缺陷诊断扩展到其他目的的植入前诊断(PGD)、性别诊断、胚胎HLA配型检测、设计婴儿等诉求，使孕前诊断面临特殊多样的医学法律和伦理问题。因此，在PGD实施过程中，需要遵循并制定相应的伦理原则和规范，建立严格的监督机制，将孕前遗传咨询作为PGD流程中的重要组成部分，帮助求助者理解他们所关注的遗传疾病的医学背景，了解该遗传病的再发风险和遗传方式，充分告知孕前诊断技术的过程及现状、利弊、预后、技术缺陷和安全性等，在充分知情同意的前提下，帮助患者选择最适当的处理方案，最大限度维护父母及出生子代的健康利益。

第一节 孕前诊断的医学法律和伦理问题

孕前诊断（preconceptional diagnosis）多指胚胎植入前遗传学诊断（PGD），包括受精前卵细胞第一极体的遗传学诊断。孕前诊断将遗传病的防控提前到胚胎植入子宫前、甚至受精前阶段，从源头控制遗传性出生缺陷，避免非意愿流产和相关伦理问题。

孕前诊断结合了现代生殖遗传学、生殖医学、分子生物学和显微操作技术，包括胚胎（卵裂期细胞或囊胚滋养层细胞）活检、卵细胞极体活检等操作。随着临床实践需要和科技发展，孕前诊断已经从遗传性出生缺陷诊断扩展到其他目的的PGD。例如，非医学需要的性别选择、为高龄妇女和复发性流产夫妇等提供染色体非整倍体筛查、线粒体遗传性疾病检测、基于造血干细胞（hematopoietic stem cell，HSC）移植的植入前胚胎HLA配型检测，以及针对晚发型结肠腺瘤样息肉病、遗传性乳腺癌、卵巢癌等疾病进行的植入前胚胎易感基因的检测等。

任何一项新技术的应用都伴随着对伦理道德的冲击和影响，孕前诊断更不例外。生育作为自然生理过程，经过孕前诊断，是否发生意想不到的变化，会不会损害母亲和孩子的健康，尚不清楚。孕前诊断所涉及的伦理学、社会学和法律问题成为科学界、伦理学界、法学界争论的焦点和热点。理论上，孕前诊断可以剔除有遗传缺陷的胚胎，但遗传病种类繁多，如何确定最合适的孕前诊断筛选指标，对不同人群的筛选指标是否应当有所区别还有待研究。目前，尽管多数人已经接受孕前诊断作为避免严重遗传性疾病传给后代的技术手段，但由此可能带来的将孕前诊断用于后代性别选择的弊端也受到质疑。

一、孕前诊断性别选择的伦理学思考

作为辅助生殖技术的衍生技术，孕前诊断可以通过对胚胎进行性别诊断，降低人群中性连锁遗传病的发生。这也意味着医学手段已经可以自由地选择男性或女性胚胎，干预人类性别的自然选择，这是对人类自然繁衍规律的极大挑战。性别选择是在生殖过程中运用现代科学技术有目的地控制、选择子代性别的手段。性别选择的目的必须符合医学原则，同时满足社会利益及人类健康的需要。只有在夫妇一方或双方带有某种遗传病基因，而这种遗传病只对特定性别子女具有遗传效应时，为避免子代从亲代遗传疾病，法律才可授权做性别选择。任何偏离这一目的的性别选择都是不道德的，更不应被提倡。

人口出生性别比是衡量人口性别均衡的重要标志。国际上，通常以每出生100个女性人口相对应出生的男性人口的数值来表示。人类生殖生物学特性决定，在没有人为因素控制的前提下，出生婴儿男女性别比在102～107之间。目前，在美国选择孩子的性别是合法的。美国生殖医学会伦理委员会曾在1999年"不鼓励"夫妇通过孕前诊断进行非医学需要的性别选择，但在2001年委员会提出基于性别多样化的目的，只要不是第一胎，可以进行单纯性别选择。而英国政府正在考虑允许父母选择胎儿的性别以平衡家庭的性别比例。在我国，某些地区受到重男轻女的思想影响，许多老百姓通过各种手段放弃女婴选择男婴。根据国家统计局数据，3次人口普查和2次1%人口抽样调查结果显示，关于出生婴儿男女性别比的统计数据分别是108.5（1982年）、110.9（1987年）、111.3（1990年）、115.6（1995年）和116.9（2000年），远远高于国际认同的最高警戒线107。全国人大教科文卫委员会组织调查发现，非法胎儿性别鉴定后的人为终止妊娠行为是导致出生婴儿男女性别比偏高的重要直接原因。在此现状上，如果孕前诊断技术滥用，将对人口性别失衡产生推波助澜的作用，导致严重社会后果：如买卖婚姻、调亲换亲、拐卖妇女、性犯罪增多等。我国社会学专家指出："人口数量的失控将危害经济建设，而人口性别比的失控，也将影响我国社会经济健康稳定发展，这在伦理学是不能容忍的。"因此，医务人员在孕前或产前诊断临床实践过程中必须严格遵守医疗保密原则，禁止向被检查的夫妇泄漏胚胎或胎儿的性别。

1990年9月，原国家卫生部颁布了《关于严禁用医疗技术鉴定胎儿性别和滥用人工授精的紧急通知》，该通知规定除遗传性疾病诊断需要外，严禁非医学指征的胎儿性别鉴定。2000年6月22日，我国香港特区立法会颁布《人类生殖科技条例》，该条例规定香港设立人类生殖科技管理局。除非夫妇证实患有性连锁遗传病（特定性别子代存在罹患遗传病的风险较大），禁止生殖科技选择胚胎或胎儿的性别。我国1994年颁布的《母婴保健法》和2001年通过的《人口与计划生育法》均规定,禁止非医学需要的胎儿性别鉴定和性别选择的人工终止妊娠行为,从国家和政府层面进一步保障人口性别平衡发展。

二、孕前诊断与设计婴儿所引发的法律问题

2015年5月,英国首家合法"婴儿设计"诊所开始营业并明码标价,"定制一个婴儿,6 000英镑!",该现象成为生物技术与经济、法律、伦理以及文化的又一次持续较量。英国人类生殖与胚胎管理局批准可以用PGD检测的*BRCA2*易感基因突变导致的肿瘤性疾病有两种:① 遗传性乳腺癌/卵巢癌;② 家族性结肠腺瘤样息肉病。其中*BRCA2*突变基因携带者患卵巢癌的风险大于50%,但仍有接近50%的携带者不会发病,多数发病年龄大于40岁。家族性结肠腺瘤样息肉病易感基因携带者多在青壮年时期发病。

"设计婴儿"受到伦理和社会学界的质疑。他们认为剔除"不合格"的胚胎可能会倾向优秀人种发展论,这有失社会公正和生命公平。另外,那些携带突变基因胚胎,如果给其机会发育并出生成人,不一定会发病;即使发病,也可健康生活多年。筛选的目的基因对人体生长发育是否具有未知的重要作用,也不清楚。乳腺癌与易感基因*BRCA1*和*BRCA2*密切相关,但这两个基因并非乳腺癌的唯一诱因,长期不良的生活习惯、感染以及环境因素等也可以导致癌症发生。同时,有学者认为,医学界更应当以寻找治疗疾病的方法,而不是剥夺胚胎的成长权。

三、孕前诊断与胚胎HLA配型的伦理学争论

孕前诊断的另外一个重要应用是通过PGD选择HLA匹配的胚胎,再通过新生儿脐血干细胞移植至患血液系统恶性疾病的同胞体内。这种HLA-PGD试管婴儿被称为救助者同胞(savior siblings/savior child),出生的目的是为患病同胞提供可移植的HSC。该技术的应用避免了既往前诊断HLA不一致而终止妊娠的情况,同时也挽救了患血液系统恶性疾病的同胞,对一些家庭来说是可以接受的。但是,对进行HLA配型的PGD技术引发的伦理学争议最大。诸

如仅仅为了给患病同胞提供HSC移植就承受PGD技术带来的风险和弊端,对这些孩子来说是否公平?孩子出生前的经历是否对他今后的身心发育造成不良影响?为他人提供器官及HSC移植是否应该由捐赠者本人决定?救助者同胞的命运和捐赠行为完全被父母控制主导,是否也严重损害了救助者的做人尊严?因此,英国人类受孕与胚胎学管理局(Human Fertilisation and Embryology Authority,HEFA)批准因地中海贫血行PGD-HLA检测,但是禁止单纯为非遗传性疾病(如Diamond-Blackfan综合征)患者行PGD-HLA检测制造HSC移植供者。Pennings等学者认为PGD在该领域的应用原则上需要满足下列条件:除移植外没有其他有效治疗方法;较高移植成功率;同胞供者比其他供者有明显优势;所患疾病有足够时间等待定制婴儿的出生。

四、孕前诊断技术与产前诊断技术的伦理学互补

孕前诊断是指从IVF的胚胎取部分细胞(甚至从受精前卵细胞取第一极体)进行遗传物质诊断,排除有遗传缺陷的卵子或胚胎,实现在胚胎着床前即诊断出胚胎遗传病的愿望。它是与优生优育紧密结合的一项现代生物医学诊断技术。

产前诊断是针对妊娠中后期妇女,通过采集母体血液或胎儿组织,对胎儿进行染色体等遗传物质的检测,得到胎儿是否患有先天性或遗传性疾病的判断依据,为胎儿的留存决定提供准确、客观的生物医学依据的诊断技术。产前诊断胎儿患有严重遗传性疾病或存在先天性重大缺陷,依据生命价值原则,为了人口素质的提高,都应阻止其出生,采取选择性人工流产终止妊娠。但是,不可避免会在终止异常胎儿过程中,给妊娠妇女带来一系列的生理损伤和心理及情感上的巨大压力。

另外,有人认为产前诊断的目的就是将患有遗传性疾病或存在先天性缺陷的胎儿进行人工流产,违背了医学上挽救生命的基本原则,也违反了人人平等的宗旨;但也有人认为通过孕期诊断或产前诊断将先天缺陷的胚胎丢弃或胎儿流产,保证了其他健康婴儿的出生,避免了家庭沉重的负担,同时提高了出生人口质量。随着"后人类基因计划"的进展,对多基因遗传病遗传发病机制的深入探索,关于健康、疾病和生活质量的概念之争也将进一步完善。这就势必使

人们关注的焦点集中到"究竟是胚胎或胎儿的哪种疾病?""症状严重到何种程度才足以被废弃或终止妊娠?"这些问题非常复杂。但是,提高出生人口素质和生命质量、保障夫妇的权益、维护个人、家庭和社会利益的准则不会改变,这也是孕前诊断或产前诊断技术的最终目标。

因而,孕前诊断可以将子代的遗传学诊断提前至孕前,很大程度上避免了上述对于产前诊断伦理和法律的争论。同时,也减少了终止异常胎儿给妊娠妇女带来的一系列生理损伤和心理及情感压力。虽然目前的研究显示PGD的准确性超过90%,孕前诊断作为一种有创性操作,例如PGD过程中的显微操作技术及因细胞活检而损失1~2个卵裂球等;同时还存在因嵌合体、ADO等无法克服的原因导致的误诊可能。因此,孕前诊断技术必须与产前诊断技术相结合,即孕前接受PGD诊断的患者必须在孕中期进行产前诊断。

五、孕前诊断对传统优生立法的挑战

传统的婚姻关系是建立在性行为和生育后代基础上。生殖技术将婚姻与生育、生育与性行为分开。鉴于此,《婚姻法》规定:"直系血亲和三代以内的旁系血亲禁止结婚",以及患某些遗传病者结婚的立法将受到挑战。已经存在废除禁止近亲不能结婚的法律主张;不少人对于禁止近亲结婚的规定也提出异议。他们认为,禁止近亲结婚的理由是近亲夫妇有较高危害后代健康的风险,但用绝育、PGD、无性生殖等技术都可以消除这一不良后果。同时,产前诊断技术为优生优育提供了广阔的前景,使生殖过程与性爱、婚姻、家庭等因素分离,给人的生命、亲子关系、个人隐私、人格尊严的保护和社会的优生优育带来了法律调整的新需要。法律从人类基本的道德原则出发,从更宽广的视角来审视生殖技术可能带来的社会影响,对辅助生殖技术所引发的民法、刑法问题给予充分的关注和规范。一方面,充分肯定辅助生殖技术对婚姻生育功能和人类优生优育的弥补作用;另一方面,应对该技术的运用发挥正确的引导和限制作用。

总之,孕前诊断的最初目的是造福人类。孕前诊断在医疗实践中遇到的法律与伦理问题,值得各方关注和思考。在孕前诊断技术发展的同时,遵循并制定相应的伦理原则和规范,建立严格的监督机制,同时充分告知患者孕前诊断技术的过程及现状、利弊、预后、技术缺陷和安全性等。患者夫妇需要对孕前诊断的整个过程做到充分的知情同意。在我国，2001年5月原卫生部颁发了《人类辅助生殖技术规范》《人类精子库基本标准》和《人类精子库技术规范》，首次对PGD的适应证、伦理原则进行了明确规定，2003年又重新进行了修订。在《人类辅助生殖技术和人类精子库伦理原则》中规定了"有利于患者、知情同意、保护后代、社会公益、保密、严防商业化和伦理监督"七大原则，这对于我国孕前诊断工作的规范应用具有重要意义。但是，对于孕前诊断技术具体应用细节尚无详细的规定，生殖医学、医学遗传学工作者及专家，联合伦理学家等需要共同努力，制定一个合乎中国国情并遵循相应法律法规、更具实际操作性的孕前诊断指南。

（刘爱霞，朱小明）

第二节　孕前遗传咨询的策略和原则

一、染色体病

染色体病（chromosomal disorder），又称染色体畸变综合征（chromosomal aberration syndrome），是指人类染色体数目和结构异常导致的遗传性疾病。这些改变的实质是染色体或染色体片段上基因群的增加、减少或位置的转移，扰乱了基因相互之间的平衡，使机体产生以智力低下、五官、四肢、内脏多发畸形为特征的染色体畸变综合征。子代的染色体畸变可以是新发的，也可以是遗传的。

（一）新发染色体病

若夫妇双方的精、卵细胞或精卵细胞受精结合以后的早期胚胎发生染色体畸变，该胚胎或出生子代便是一染色体病患者。新发染色体畸形可自发产生，也可由外界因素诱发产生，其诱发因素归纳起来大致有化学因素、物理因素、生物因素和母亲年龄等。

1. 化学因素

化学药品、农药、工业毒物和食品添加剂等许多化学物质均可引起染色体畸变。如环磷酰胺、氮芥、甲氨蝶呤等抗癌药可引起染色体畸变。有些有机磷农药(如敌百虫类)可使染色体畸变率增高。对一些与工业毒物(如苯、甲苯等)有职业性接触的工人,出现染色体数目异常和断裂的频率远高于一般人群。另外,食品中为了防腐、着色等加入的一些添加剂,均可使细胞染色体发生变化,如在日本等国广泛用作防腐的硝基呋喃基糖酰胺 AF-2,亦可诱发离体人淋巴细胞培养中的染色体畸变率上升。

2. 物理因素

在自然界中存在各种各样的射线,这些射线来自宇宙或地球上某些放射性的岩石,剂量极微,对人体虽可产生一定影响,但影响不大。现代人类活动产生的大量射线对人类有极大的潜在危险。例如,放射性物质爆炸后散落的放射性尘埃、医学放射治疗上所用的放射线、工业放射性物质的污染等,均可对组织或人体组织细胞产生损害,引起包括细胞遗传学畸变在内的遗传学变化。其产生的最常见畸变有断裂、缺失、双着丝粒染色体、易位、核内复制、不分离等,这些都可使个体的性状出现异常。实验证明,受照射卵细胞中染色体不分离的频率明显高于未受照射组。

3. 生物因素

生物因素导致染色体畸变包括两个方面。一方面是由生物体所产生的生物类毒素;另一方面是诸如某些病毒一类的生物体本身。霉菌毒素具有一定的致癌作用,同时也可引起细胞内染色体畸变,如霉变花生或霉玉米中的黄曲霉素。病毒尤其是一些致癌病毒,可引起宿主细胞染色体畸变。当人体感染水痘病毒、风疹病毒、带状疱疹病毒、麻疹病毒、乙肝病毒和巨细胞病毒时,就有可能引发细胞染色体的畸变。

(二) 遗传自父母一方的染色体畸变

除上新发的染色体畸变,染色体病患者的染色体畸变也可从父母一方的染色体畸变遗传而获得。染色体畸变分为染色体数目畸变(chromosome numerical aberration)和染色体结构畸变(chromosome structural aberration)两大类。

1. 染色体数目畸变

以正常人体细胞（$2n = 46$ 条）为标准，染色体在数量上（整组或整条）的增加或减少，称为染色体数目畸变。它包括整倍体改变和非整倍体改变两类。

1）整倍体异常

整倍体异常是指染色体数目在二倍体的基础上整组地增加或减少，形成多倍体或单倍体。以人为例，三倍体（triploid）的细胞具有 3 个染色体组，染色体总数为 69 条（$3n$），四倍体（tetraploid）细胞含有 4 个染色体组，有 92 条（$4n$）染色体。当一个个体全身体细胞均为三倍体时是致死性的，在活婴中极为罕见。存活者大多为二倍体和三倍体的嵌合体（$2n/3n$），常有智力和身体发育障碍，四倍体的病例在临床上更为罕见，但在某些组织和培养细胞中可见，有些肿瘤细胞就是四倍体细胞。人类单倍体的胎儿或新生儿尚未发现。多倍体形成可能与卵子受精时以及细胞分裂过程中出现的异常情况有关，包括以下几种情况。

（1）双雄受精（diandry）：同时有两个精子与一个成熟的卵细胞受精，或包含二倍体的异常精子与正常卵子受精形成父系的三倍体。

（2）双雌受精（bigyny）：一个精子与含有两个染色体组的异常卵细胞结合，因而形成了具有三个染色体组的异常三倍体。

（3）核内复制（endoreduplication）：在一次细胞分裂时，DNA 复制了两次或多次，但细胞未分裂，因而形成的两个子细胞是四倍体或其他多倍体的形式，多发生在肿瘤细胞。

2）非整倍体

非整倍体是指染色体数目在二倍体的基础上增加或减少一条或 n 条。一个细胞内染色体数目少了一条或多条，称为亚二倍体（hypodiploid）；多一条或数条，则称为超二倍体（hyperdiploid）。

（1）单体型（monosomy）：体细胞中某对同源染色体少了一条。这种情况仅出现在 G 组染色体和 X 染色体。可能是由于 G 组染色体所含的基因较少，对胎儿的影响不大；而后者是因为只有一条 X 染色体有活性，能进行转录所致。

（2）三体型（trisomy）：体细胞中某对同源染色体多了一条。若某对同源染色体多于两条或两条以上，则构成多体型（polysomy）。三体型是最为常见的染色体异常类型，通常染色体主要有 13、18 和 21 三体型，性染色体三体型主要有 XXX、XXY 和 XYY 3 种。

（3）嵌合体（mosaic）：是含有两种以上不同核型细胞系的个体。分为两种情况：如体内不同染色体数目的细胞群起源于同一合子，称为同源嵌合体（mosaic）；如果嵌合体内的不同细胞群起源于2个以上的合子时就称为异源嵌合体（chimera）。发生于有丝分裂过程中的染色体分配异常也可以导致形成仅在部分细胞中发生染色体数目畸变的嵌合体。

3）非整倍体的形成

非整倍体的形成主要是由于细胞分裂时染色体不分离（nondisjunction）或染色体丢失（chromosome lost）所造成。

（1）染色体不分离可发生在减数分裂或有丝分裂过程中，一对同源染色体或姐妹染色单体彼此没有分离，而同时进入一个配子中。在第一次减数分裂的后期，同源染色体可发生不分离，结果形成的两个配子，一个多了1条染色体，另一个少了1条染色体；受精后，相应的合子或是只包含一对染色体中的一条，或是包含3条染色体，3条染色体各不相同。在第二次减数分裂或一般的有丝分裂时，姐妹染色单体可发生不分离，产生的三体型核型中有两条是相同的姐妹染色单体，另一条是不同来源的染色体。异常染色体分配可发生于卵子形成过程（母系不分离）或精子形成过程（父系不分离）。人类染色体不分离大约有70%是发生于第一次减数分裂，30%不分离发生于第二次减数分裂。

（2）染色体丢失：在细胞分裂过程中，由于纺锤体或着丝粒功能障碍使染色体的行动迟缓，某一染色体在分裂后期和末期未能随其他染色体一起进入子细胞核。遗留在细胞质中，并逐渐消失，使子细胞少一条染色体，那就是染色体丢失。

2. 染色体结构畸变

染色体在各种因素的影响下可能发生断裂，产生两个或多个节段，由于断裂端具有"黏性"，大多数片段按原来结构在断面重新连接，使染色体恢复正常；而一部分片段也可能以不同方式与邻近的断位重新接合，形成多种不同结构畸变的染色体；另一部分则保持断裂状态，造成无着丝粒片段部分的缺失。因此，染色体断裂（chromosome breakage）和重组（recombination）是导致结构畸变的主要原因。随着高分辨的染色体分析技术，包括高分辨的染色体显带技术，尤其是array CGH、SNP array和DNA NGS的推广应用，包括染色体微小缺失和微小重复在内的新染色体结构畸变综合征报道不断增加，几乎涉及所有染色体的长臂、短臂，以及所有染色体的每一个区、每一个带或亚带。常见的染色体结构畸变可以分为两大类，即不平衡染色体结构畸变和平衡染色体结构畸变。

不平衡染色体结构畸变的个体有染色体物质的丢失和重复，具有染色体病综合征的临床表型改变，包括染色体微缺失和微重复综合征。

1）不平衡染色体结构畸变的主要形式

（1）缺失（deletion，del）：即染色体片段的缺失，包括末端缺失和中间缺失两种形式。① 末端缺失：染色体发生一次断裂，无着丝粒的片段丢失。② 中间缺失：一条染色体的同一臂上发生了两次断裂，两断裂点之间的片段丢失。

（2）重复（duplication，dup）：是指同一条染色体的某个节段连续出现2份或2份以上形成片段的结构异常。重复是由于染色体或染色单体发生断裂后，形成的断片插入到同源染色体而形成。如果重复节段与原来方向一致，称正位重复；如果重复节段与原来方向相反，称倒位重复。染色体重复还具有其他的含义，染色体组内任何额外染色体或其片段的增加，都可看成是相关部分的重复，如多倍体、多体型和部分三体型等都是重复的不同形式，其中以部分三体型的发生率较高。

（3）环状染色体（ring chromosome，r）：是一条染色体的长、短臂同时各发生一次断裂后，含着丝粒的断端相连，即形成环状染色体。断裂下来的远端部分通常在细胞分裂过程中丢失。在恶性肿瘤患者中可以见到这类染色体，其出现常与放射治疗有关。少数先天异常的患者（包括性畸形和不育者）可能带有常染色体或性染色体的环状染色体。

（4）等臂染色体（isochromosome，i）：是一条染色体的两臂在形态上和遗传上相同，并借助1～2个着丝粒连接在一起。等臂染色体可由两个同源染色体在着丝粒处连接而成；也可由于染色体分裂时着丝粒发生横裂代替纵裂，形成两条只具有长臂或短臂的、两臂带有相同遗传信息的等臂染色体。

平衡染色体结构畸变一般没有遗传物质的丢失，只造成染色体片段位置的改变，其个体通常不表现出任何染色体病的表型改变，但其生殖细胞减数分裂时常会形成带有染色体异常的配子，临床常见的表现为反复流产、死胎、死产和携带不平衡染色体结构畸变的染色体病患儿的出生。因此，平衡染色体结构畸变个体又被称为染色体畸变携带者。

2）平衡染色体结构畸变的主要形式

（1）倒位（inversion, inv）：当一条染色体上发生两次断裂后，两个断裂点之间的片段旋转180°重接，造成原来的基因顺序颠倒。倒位分为臂内倒位（paracentric inversion）和臂间倒位（pericentric inversion）。① 臂内倒位：在染色体的同一臂——长臂或短臂上同时发生两次断裂，断裂片段旋转180°重接。② 臂间倒位：一条染色体的长、短臂各发生一次断裂，且断端倒转180°后重接，为臂间倒位。倒位畸变一般没有遗传物质的丢失，只造成基因顺序的改变，其个体不表现出任何疾患，称为倒位携带者。但减数分裂时常会形成带有染色体异常的配子，最终导致受精卵或胚胎死亡以及产生染色体异常的后代。

（2）易位（translocation, t）：当两条非同源染色体同时发生断裂，某一染色体的断片接到另一染色体上时称为易位。易位有多种形式，主要类型有相互易位、罗伯逊易位（Robertsonian translocation，又称罗氏易位）和复杂易位。① 相互易位（reciprocal translocation）：是易位中最多见的形式，即两条染色体发生断裂后相互交换无着丝粒片段，形成两条新的衍生染色体。相互易位仅有位置的改变，没有染色体片段的增减，没有明显的遗传效应，称平衡易位（balanced translocation），但平衡易位携带者可形成具有不平衡染色体组的配子；如果经过易位后，造成染色体的增减，影响个体的发育，则称为不平衡易位（unbalanced translocation）。② 罗伯逊易位：只发生在 D、G 组近端着丝粒染色体之间，通常由两条近端着丝粒染色体在着丝粒区发生断裂，两者的长臂在着丝粒区附近彼此连接，形成一条新染色体；两者的短臂也可能彼此连接形成一条小染色体，一般在以后的细胞分裂中消失。罗伯逊易位通常又称着丝粒融合，发生率约为1/1 000活婴，由于短臂小，含基因不多，因此这类罗伯逊易位携带者一般外表正常，但在后代中可能形成单体型和三体型，引发流产。③ 复杂易位：3条或3条以上的染色体各自发生断裂，其片段相互交换、重排而形成的易位。相互易位和复杂易位经过结构重排所形成的染色体统称为衍生染色体（derivative chromosome）。

二、染色体病的孕前遗传咨询

染色体病患者多数临床表型改变显著，基本无有效的治疗方法，可严重影响个人的生活、劳动能力,对家庭和社会构成负担。产前筛查和产前诊断是目前预防染色体病患儿出生最有效的方法。常规的产前筛查和诊断是妊娠后进行,除对妊娠胎儿造成侵入性损伤外,如产前诊断为异常胎儿则必须进行选择性流产或引产,易给孕妇造成生理打击和心理创伤,并引发许多社会学和伦理学问题。因此,产前诊断不能从源头上达到优生的目的,也不能防止由于染色体原因造成的自然流产的发生。

生殖医学的发展为控制染色体病患儿的出生、降低染色体病发病率提供了在妊娠发生之前进行孕前诊断的新途径——PGD。PGD是辅助生殖技术与现代分子遗传学诊断技术的有机结合体。相比于产前诊断,PGD最大的优越性在于对植入前胚胎进行诊断,从妊娠的源头上实现优生,有效避免了妊娠时期对胎儿的损伤性操作,消除了产前诊断异常后的选择性流产以及伴随的伦理道德观念的冲突。目前,PGD既可应用于防止夫妇一方异常染色体的遗传,也可用于新发染色体畸变胚胎筛除。故孕前染色体病诊断和防止的指征也围绕上述两个方面展开。

(一)夫妇一方染色体畸变

染色体畸变患者是由双亲一方(也可以是双方)染色体畸变遗传而得的,这类家庭常有反复流产、死胎、死产、出生染色体病患儿的家族史。夫妇一方染色体畸变可以遗传,发生染色体畸变妊娠或出生染色体病患儿的可能大概有以下4种情况。

1. 夫妇一方染色体数目畸变

包括13、18和21三体在内的常染色体数目畸变,通常染色体异常综合征表现严重、生存和生活能力低下、多伴不育或无法婚育。但部分性染色体数目异常,如XXX、XXY、XYY综合征等,因X染色体失活机制的剂量补偿效应,临床染色体病表现较轻,通过自然或辅助生殖可以生育,其后代有1/2相同染色体数目异常的可能。

2. 夫妇一方不平衡染色体结构畸变

常染色体不平衡结构畸变,如果染色体片段缺失或重复较大,通常染色体异常综合征表现严重,多伴不育或无法婚育。但部分性染色体不平衡结构异常,和部分片段微小的染色体微缺失、微重复个体,临床表现较轻,也可通过自然或辅助生殖生育后代,他们携有相同染色体异常的高风险可达1/2左右。

3. 夫妇一方染色体异常嵌合体

染色体异常嵌合体个体的临床表现与其异常细胞系的比例有关,若异常细胞占比低,临床染色体病表现不明显,通过自然或辅助生殖可以生育,其后代染色体异常的风险会显著高于自然人群。

4. 夫妇一方平衡染色体结构畸变携带者

携带平衡染色体结构畸变的夫妇通常不表现出任何染色体病患者的疾患表型改变,其中包括染色体相互易位、罗氏易位、插入易位、复杂易位及染色体倒位等,最常见的类型是罗氏易位和相互易位。平衡染色体结构畸变携带者具有极高发生染色体不平衡配子风险,属于发生染色体病妊娠和出生染色体病患者的高风险人群。因反复流产、原发或继发不孕,夫妇一方的平衡相互易位是目前在PGD临床相对常见的染色体重排。理论上相互易位的断裂和重接可以发生在任何染色体的任何位点,因此相互易位的种类非常繁多。

相互易位携带者在减数分裂时的情况相当复杂,相互易位的两条衍生染色体和相应的两条同源染色体将会在联会时形成四价体,并以不同的方式进行分离。常见的有2∶2的组合分离方式和3∶1的组合分离方式。以2∶2的方式分离,四价体中的两条染色体进入一个子细胞,另两条染色体进入另一个子细胞。2∶2的分离方式又分为相间分离(alternate segregation)和相邻分离(adjacent segregation)。相间分离是指四价体结构中呈对角的两条染色体组合后,分别进入两个子代细胞的现象,这种分离方式可以产生一种正常的配子和一种平衡易位的配子。平衡易位的配子本身通常不产生遗传学效应,与正常配子受精后产生的个体表型正常。相邻分离是指四价体结构中相邻的两条染色体组合后,分别进入两个子代细胞的现象。相邻分离生成4种带有不平衡衍生染色体的配子,与正常配子受精后所产生的遗传学效应取决于不平衡染色体片段的大小及其所含基因的数目和性质。一般来说,不平衡染色体片段越小,所含基因越少,畸形胎儿更可能存活至较大孕周。此外,由于着丝粒和易位互换点之间发生交换又可形成4种配子。故四价体以2∶2的方式分离可形成10种配子。以3∶1的方式分离时,3条染色体进入一个子细胞,剩下的一条染色体进入另一个子细胞,形成8种遗传物质不平衡的配子,与正常配子受精后产生的个体4种为单体或部分单体,4种为三体或部分三体,可发生不着床、生化妊娠、流产、死胎或畸形儿。因此,理论上相互易位携带者在减数分裂时至少可以产生18种不同的配子,其中只有1种正常的配子,1种平衡的配子,其余16种都是不平衡的配子。但PGD结果提示,相互易位携带者胚胎异常比例约为80%。要注意的是,相互易位携带者获得正常/平衡易位配子的概率与易位染色体的类型、平衡易位片段大小等有关。多数情况下,每个家族的平衡易位类型都是独特的,因此,获得正常/平衡易位配子的概率也有所不同,如果平衡易位携带者为男性,PGD前进行精子FISH有一定的预测价值。

罗氏易位只发生在D、G组近端着丝粒染色体之间,罗氏易位携带者一般外表正常,但在后代中可能形成单体型和三体型,引发流产。罗氏易位有15种类型,其中10种非同源染色体的罗氏易位可以通过PGD助孕。罗氏易位携带者在减数分裂时可形成至少6种不同配子,其中4种是不平衡的配子,两种平衡的配子中,一种为完全正常,一种为携带者父母相同的易位。

上述夫妇一方染色体畸变存在遗传子代出生染色体病患儿的风险,如其伴有不孕不育,需要通过辅助生殖技术辅助完成受精生育时,应该选择特异探针的FISH技术或全染色体组检测的array CGH、SNP array或NGS实施孕前胚胎的PGD,以防辅助生殖染色体病患儿的出生。若无不育病史,在充分告知其可以选择的产前诊断技术、PGD流程和费用的前提下,也可让其知情选择PGD。

(二) Y染色体微缺失

Y染色体微缺失实际是Y染色体上控制精子发生的一组基因部分或全部缺失引起的一种男性不育疾病。如此类个体通过辅助生殖生育后代,其所有的男性后代将为同样的Y染色体微缺失不育患者。

Y染色体微缺失实际属于DNA基因突变,是染色体47,XXY克氏征(Klinefelter syndrome)之后第2个主要遗传因素导致的男性不育原因。Y染色体微缺失在严重少弱精患者中的发生率约为5%,而在非梗阻性无精症患者中发生率可达约10%。Y染色体以着丝粒为界分为长臂(Yq)和短臂(Yp),是人类男性有别于女性的染色体。1976年,Tiepolo等发现生精障碍不育患者存在Y染色体长臂微缺失,从而推断Yq存在与睾丸生精障碍有关的基因片段——无精子因子(azoospermia factor, AZF)。后续研究发现,*AZF*基因位于Y染色体

Yq11，该区段缺失与男性生精功能异常相关。1996年，Vogt等将*Yq11*基因片段按功能分为AZFa、AZFb和AZFc区。

*AZFa*基因片段长约800 kb，主要包括*UPS9Y*（ubiquitin-specific protease 9, Y chromosome）和*DBY*（DEAD box on the Y）两个基因片段，*UPS9Y*含有46个外显子，通常*AZFa*的大部分缺失同时伴有此基因的部分或全部丢失。*UPS9Y*缺失的病例均为原发性无精子症。*DBY*基因片段长约16 kb，含有17个外显子。*DBY*基因缺失的主要临床表现为严重少弱精症、唯支持细胞综合征。单纯*AZFa*缺失比较罕见，仅占Y染色体微缺失的5%左右。

*AZFb*基因片段大小约3.2 Mb，位于Yq11.23区域，主要的缺失基因为*RBMY1*（RNA binding motif Y-chromosome 1），造成男性不育的主要原因是减数分裂异常导致精子停留在初级精母细胞阶段。研究发现，敲除小鼠*RBMY*基因会造成生殖细胞生精阻滞现象。

AZFc区缺失是*AZF*微缺失中最常见的，占男性不育Y染色体微缺失的60%左右。临床表现为不同程度的生精障碍，如无精子症和少精子症。*AZFc*基因片段长度约3.5 Mb，近异染色质区。目前已知的AZFc区主要候选基因有4个：*CDY*、*DAZ*、*PRY2*和*BPY*。*DAZ*基因通过调控mRNA编码RNA结合蛋白，从而影响男性生精功能。但*DAZ*基因是否可导致男性生精障碍尚无定论。*CDY*基因作为人类男性特有的基因片段，位于非编码区，主要是通过修饰DNA复制和翻译表达的蛋白来影响精子的发生。研究发现，人类*CDY*基因与小鼠的*CDY1*可能起源于同一基因。但有报道发现小鼠*CDY1*基因缺失可引起生精障碍，而人类*CDY*基因缺失却没有引起显著的生精障碍。AZFc区基因片段的部分或全部缺失均有可能导致生精功能障碍。某些类型的部分缺失与生精障碍的关系可能存在地域及人种差异性。例如，国外学者Tuttelmann等通过荟萃分析认为gr/gr缺失与男性不育显著相关；但我国复旦大学生命科学学院研究发现生精障碍患者gr/gr缺失率与正常男性相近。

Y染色体微缺失可通过辅助生殖技术垂直传递给下一代男性，因此，建议Y染色体微缺失男性通过辅助生殖技术助孕时进行PGD，选择女性胚胎。但因部分微缺失与男性不育关系不确定，术前应充分告知PGD技术的有效性及风险等。近年的大部分研究认为，Y染色体微缺失的存在对ICSI治疗后的受精率、胚胎质量等无明显影响。

（三）新发染色体异常及其PGS

多数染色体病患者呈散发性，即双亲染色体正常，畸变染色体来自双亲生殖细胞或受精卵早期卵裂新发生的畸变，这类患者多无家族史，但有下列情况发生风险可以升高。

1. 女方高龄

妇女年龄越大（年龄>35岁），生育先天愚型（21三体综合征）等染色体数目异常患儿的频率越高。这是由于一个女性的生殖细胞在胎儿时期即已生成，进入生育期后，正常女性每周期会有一个卵母细胞完成成熟分裂，排出卵巢进入输卵管等待受精。随着女性年龄的增加，生长细胞在体内停留时间增加，遭受物理、化学、生物各类有害因素暴露效应累积，控制染色体在成熟分裂中运动的纺锤体功能会逐渐下降，染色体不分离的概率会增高，受精后染色体三体综合征的风险也因此升高。高龄妇女不仅是产前诊断的主要指征，也是孕前诊断的指征之一。但此类妇女因卵巢功能下降，通过药物控制性促排卵（control ovarian stimulation，COH）获得的有效卵母细胞通常偏低，其孕前诊断效率不高。

2. 前胎染色体病患者

如果前次妊娠出现过21三体等三体综合征的情况，或者难免流产后绒毛染色体分析发现16三体等染色体异常情况，三体再发风险会升高，对于年龄30岁以下者尤其如此（见表2-2-1）。再发风险升高的因素：① 随机因素，即与妇女年龄的升高相关；② 夫妇一方可能是低水平生殖细胞性嵌合体携带者；③ 夫妇一方生殖细胞减数分裂可能存在缺陷，使其易受有害因素的影响，而导致染色体不分离和子代染色体异常。

3. 反复流产和体外受精-胚胎移植反复着床失败

已有研究表明，自然流产组织的染色体畸变率高于50%以上，染色体异常是体外受精-胚胎移植（in vitro fertilization and embryo transfer，IVF-ET）着床失败的重要原因。习惯性自然流产、IVF-ET反复着床失败或流产，存在发生胚胎染色体异常的高风险。无论夫妇本身染色体组成是否正常，均应考虑接受PGS。

表2-2-1 标准型三体综合征再发风险

先证者和相关孕妇分娩年龄	三体再发时相关孕妇分娩年龄	相同三体再发风险	非相同成活三体再发风险
21三体			
妊娠年龄	任何年龄	升高2.4倍	升高2.3倍
年龄<30岁	年龄>30岁	升高8.0倍	
年龄≥30岁	年龄≥30岁	升高2.1倍	
所有成活三体			升高1.6倍
所有成活非21三体		升高2.5倍	
所有流产三体			升高1.8倍

注：引自陆国辉、徐湘民主编的《临床遗传咨询》

对于前胎出生过染色体病患者、反复流产和IVF-ET反复着床失败的夫妇，在告知再发风险、孕前诊断流程和费用的前提下，可让其知情选择是否实施孕前诊断。如因夫妇流产发生继发不孕，选择助孕方式时尤其需要考虑孕前诊断。

4. PGS

无论是高龄妇女，还是反复自然流产、IVF-ET反复着床失败，如夫妇染色正常，其再发胚胎染色体畸变的类型是随机的。应用FISH筛查胚胎常见染色体数目畸变，或应用新近发展起来的全染色体组/全基因组的遗传学诊断技术筛查胚胎各类染色体异常，是目前针对高龄、反复流产、反复IVF着床失败等因素开展孕前诊断的主要手段。虽然理论上，对以上三类患者的胚胎进行染色体的非整倍体筛选，选择正常胚胎移植可以提高妊娠率、降低流产率，但有关PGS的确切效率却一直是孕前诊断的主要争议话题。

PGS在20世纪90年代中期便已经开始兴起，但当时并未进行充足的临床应用前的验证。在随后的十余年内，PGS的应用迅速增加，却一直缺乏随机对照临床试验对其有效性进行评估。直至2007年，Mastenbroek等在《新英格兰医学杂志》上发表了多中心双盲随机对照临床试验的结果，证实在卵裂期胚胎应用FISH技术进行PGS并不能提高高龄妇女的临床妊娠率，反而会降低临床妊娠率。该文章的发表引发激烈的争议，主要是针对文章中患者人群的选择、胚胎活检的经验,以及诊断经验等。

2008—2009年先后有9篇随机对照临床试验的文章发表,证实Mastenbroek等的结论,即在卵裂期胚胎应用FISH技术进行PGS弊大于利。分析可能原因包括:人类卵裂期胚胎存在高比例的染色体嵌合现象、活检对早分裂期胚胎有损伤以及FISH只能进行部分染色体分析等。国际组织如ASRM和ESHRE也先后否定了在卵裂期胚胎应用FISH技术进行PGS的有效性。

目前,PGS的趋势是在囊胚期活检,再运用高通量的全套染色体分析技术(array CGH、SNP array和NGS)进行胚胎的染色体筛查,初步研究认为年轻患者PGS后单囊胚移植可以获得相似的妊娠率同时大幅度降低多胎率,但PGS对高龄妇女、反复流产等人群的益处还需要更多的证据支持。PGS在近年内还是一项实验性的技术,还需要更多的临床随机对照研究,并且制定对于各种适用人群的应用指南。

(叶英辉,金　帆)

第三节　单基因遗传病和定向胎儿孕前遗传咨询的策略和原则

一、单基因遗传病的孕前遗传咨询策略和原则

(一)单基因遗传病的遗传特征和发病风险

单基因遗传病(single-gene disorder或monogenic disorder)是指单纯由一对等位基因改变导致的疾病,在世代间的传递遵循孟德尔遗传规律,有常染色体显性(autosomal dominant, AD)、常染色体隐性(autosomal recessive, AR)、X连锁显性(X-linked dominant, XD)、X连锁隐性(X-linked recessive, XR)和Y连锁遗传(Y-linked inheritance)之分,可通过系谱分析法帮助区分和理清相应的世代传递方式,并预测后代发病风险。单基因遗传病常见遗传方式特征及后代发病风险预测如表2-3-1所示。

表2-3-1 单基因遗传病的5类遗传方式特征及后代发病风险预测

遗传方式分类	疾病世代间传递的连续性	男女同胞患病率	亲代患病情况	婚配类型及后代患病率预测
常染色体显性（AD）：A表示疾病的显性基因；a表示相应正常的等位基因；AA和Aa组合表示患者基因型；aa纯合子组合表示正常基因型	连续	男女均等，患病率≥1/2	多有一方患病；若均无，则多为新发病变	双亲（AA×AA）组合：均患病 双亲（AA×Aa）组合：均患病 双亲（AA×aa）组合：均患病 双亲（Aa×Aa）组合：3/4患病 双亲（Aa×aa）组合：1/2患病
常染色体隐性（AR）：a表示疾病的隐性基因；A表示相应的正常等位基因；AA和Aa组合表示表型正常，aa纯合子组合表示患病	不连续	男女均等，患病率≥1/4，另2/3为致病基因携带者	一般不患病；均为致病基因携带者	双亲（AA×AA）组合：均为致病基因携带者，均不发病 双亲（aa×Aa）组合：1/2致病基因携带者；1/2患病 双亲（aa×aa）组合：均患病 双亲（Aa×AA）组合：1/4致病基因携带者，均不发病 双亲（Aa×Aa）组合：2/3致病基因携带者；1/4患病；后代多不患病，但近亲婚配后代有较高的患病风险
X连锁显性（XD）：X^A表示疾病的显性基因；X表示相应的正常等位基因；$X^A X^A$、$X^A X$和$X^A Y$组合表示患病；XX和XY组合表示表型正常	连续传递，非父子传递	女性患病率高于男性；女性病情较轻，男性病情较重，男性交叉遗传	多有一方患病；若均无，则多为新发病变	男性患者：女儿均患病，儿子均正常 双亲（$X^A X^A × XY$）组合：均患病 双亲（$X^A X × XY$）组合：1/2患病，男女不限 双亲（$XX × X^A Y$）组合：女儿均患病，儿子均正常

续 表

遗传方式分类	疾病世代间传递的连续性	男女同胞患病率	亲代患病情况	婚配类型及后代患病率预测
X连锁隐性（XR）：X^a表示疾病的隐性基因；X表示相应的正常等位基因；X^aX^a、X^aX和X^aY组合表示患病；XX和XY组合表示表型正常	连续传递；非父子传递	男性患病率高于女性；女性患病情况较轻，男性患病情况较重；男性交叉遗传	父亲多患病；男性多为致病基因携带者的母亲；若非，则多为新发病变或母亲生殖腺嵌合	双亲（X^AX^A × X^AY）组合：均患病 双亲（X^AX × X^AY）组合：女儿均患病，儿子1/2患病 双亲（X^aX^a × XY）组合：儿子均患病；女儿均为致病基因携带者 双亲（X^aX × XY）组合：儿子1/2患病，女1/2致病基因携带者 双亲（X^aX × X^aY）组合：均患病，男女不限 双亲（XX × X^aY）组合：1/2患病，其他女儿均为致病基因携带者 双亲（XX × X^aY）组合：儿子均正常，女儿均为致病基因携带者
Y连锁遗传	全男性；连续传递	均为男性发病	父亲患病；若无，则多为新发病变	儿子均患病，女儿均正常

单基因遗传病不都遵循上述的 AD、AR、XD、XR 或 Y 连锁遗传方式,可表现一些例外,即非典型孟德尔遗传。这些例外的非典型孟德尔遗传方式可表现如下。

(1)表现度(expressivity)不一致:相同基因型在个体之间或同一个体不同部位的表现程度不一致。

(2)外显率(penetrance)不一致:某一杂合显性基因在特定的群体或环境中显现表型的比例不一致。

(3)遗传异质性(genetic heterogeneity):指同一遗传表型或疾病可由不同基因控制。有基因座异质性(locus heterogeneity)和等位基因异质性(allelic heterogeneity)之分,相应遗传异质性则由不同基因座或同一基因座的不同基因突变引发。

(4)基因多效性(genetic heterogeneity):指一个基因可控制或影响多个表型或形状。

(5)遗传早现(anticipation):指疾病表型在连续几代的传递过程中,发病年龄逐代提前并且病情逐代加重现象。

(6)延迟显现(delayed dominance):指某些显性遗传病的杂合子在生命早期,因致病基因不表达或表达后引起的改变(如退行性或累积性)尚不足以引起明显的临床表型,需在一定年龄后方可显现的外显延迟情况。

(7)从性遗传(sex-influenced inheritance):指某些常染色体遗传病基因虽然位于常染色体上,但是相应杂合子的表型明显受到性别的影响而显现的男女患病比例或病情程度有差异现象。

(8)限性遗传(sex-limited inheritance):指某些常染色体遗传病基因虽然位于常染色体上,但是基因的表现率明显受到性别影响,相应疾病表型只在一种性别显现。

(9)遗传印记(genetic imprinting)、亲代印记(parental imprinting)或基因组印记(genomic imprinting):指来自双亲的同源染色体或等位基因存在功能上的差异。同源染色体或等位基因的双亲组分发生同样的变化可显现不同的(外显率和表现度)效应。

(10)线粒体遗传病特有的母系遗传(maternal inheritance)和遗传瓶颈(genetic bottleneck)现象:指线粒体 mtDNA 信息一般遵循母亲传递给儿子和

女儿,但是只有女儿能将其mtDNA传递给下一代的母系遗传方式。该线粒体基因组信息的母系遗传方式在卵母细胞经历减数分裂过程中会发生线粒体mtDNA数量锐减(遗传瓶颈)现象。通过遗传瓶颈的线粒体mtDNA,方可显示其线粒体基因组信息的母系遗传规律。未能通过遗传瓶颈的线粒体mtDNA,则不显示线粒体基因组信息特有的母系遗传规律。

(二)单基因遗传病的孕前遗传咨询策略和原则

单基因遗传病的孕前遗传咨询是特别针对单基因遗传病家庭生育前子代发病风险及相应优生干预的医学咨询。该类咨询对象的前提条件是在家族中已发现明确的单基因遗传病,后代有相关疾病的发病风险,家族有优生干预需求。对单基因遗传病患者自身而言,可能还有因生育引发的疾病外显率/表现度提升或遗传早现加重风险及相应的防控需求。

1. 核查家族中是否有先证者

单基因遗传病的孕前遗传咨询策略和原则首先应该是在家族中核查已发现的(先证者)单基因遗传病,明确相应的遗传特征和方式,依据孟德尔遗传规律对后代发病风险进行分析和预测,并据此做出相应优生干预的医学建议。要重点关注严重致死、致残、致愚、临床诊断明确、致病基因已知、后代发病风险较高的单基因遗传病。

单基因遗传病的遗传方式,一般可通过系谱分析法帮助区分和理清,帮助预测后代患病或再发风险,有时需要多个家系综合分析,方能得出可靠的推断。表2-3-1提供了单基因遗传病最常见遗传方式、相应特征及相应常见婚配类型(基因型组合)后代患病预测概率。有关XR遗传病,因携带致病基因的男性皆发病,故男性患者发病率显现致病基因的群体频率。又因女性纯合突变才发病,故女性患者发病率是男性患者发病率的平方;女性携带者发病率是男性患者发病率的2倍。

2. 非典型孟德尔遗传

单基因遗传病(AD、AR、XD、XR或Y连锁遗传方式)不都遵循经典的孟德尔遗传规律,可表现一些例外,即非典型孟德尔遗传。所以,日常单基因遗传病孕前遗传咨询的第二策略和原则是要考虑某些单基因遗传病的非经典孟德尔遗传方式,并依据该方式的特点对这些特定单基因遗传病家庭后代发病风险进行相关预测,做出相应的优生干预建议。

下列遗传咨询情况,要考虑单基因遗传病的非经典孟德尔遗传方式。

(1)近亲婚配家庭出现世代间连续遗传病:不仅要考虑常染色体显性遗传病,也要考虑常染色体隐性遗传病。如近亲婚配家庭,患者与常染色体隐性遗传病携带者婚配(Aa×aa),可出现世代间连续遗传现象。

(2)具有遗传异质性的单基因隐性遗传病:由于同病婚配的双亲是不同基因座的纯合子组合(aa×a′a′),其子代为双重杂合子,可不患病。

(3)发现女性患者罹患XR遗传病:XR遗传病好发于男性,多由携带致病基因的母亲交叉遗传而来。若发现女性患者,提示以下可能:① 父亲是患者,母亲又是携带者;② 该患病个体X染色体丢失或重排导致半合子状态;③ 遗传异质性。

3. 临床医学的必要性和患者的知情选择

单基因遗传病孕前遗传咨询策略和原则还应是提供的优生干预和医学建议具有临床医学的必要性和咨询家庭的知情选择。提供孕前遗传咨询服务人员需与咨询家庭成员充分沟通后,基于单基因遗传病明确的遗传方式、后代发病风险预测和咨询家庭生育意愿提出咨询意见,可能的利害关系、风险和受益等皆要知情告知。

4. 个体化策略和原则

最后,有关单基因遗传病的孕前遗传咨询策略和原则,要强调个体化策略和原则。该个体化遗传咨询策略和原则不仅基于单基因遗传病种类、遗传方式及其例外的事实进行考虑;而且还要基于不同的种族、宗教、文化背景、家庭经济实力、国家政策法规、医疗卫生保健服务水平等事实进行考虑。如此,才能综合权衡,提供适合咨询家庭实际、可行和合乎伦理的优生干预和医学建议。

二、定向胎儿的孕前遗传咨询策略和原则

定向胎儿是基于医学需求、生育具有按需特质子代的生殖方式,主要通过辅助生殖和PGD技术实现。定向胎儿的医学需求包括基于HSC移植需求、需行HLA配型检查的植入前胚胎定制、基于家族肿瘤等疾病易感基因检测以除

外相关风险的植入前胚胎定制等。

已有很多研究报道应用辅助生殖和PGD技术实现上述定向胎儿的目的。如早在1998年针对家族性息肉病进行PGD后代遗传性肿瘤易感基因的检测；2000年针对李弗劳明综合征，应用PGD完成对后代p53肿瘤抑制基因突变情况的检测，并在2001年出生无p53肿瘤抑制基因突变的活胎。至今，应用PGD成功出生无易感（突变）基因活胎的肿瘤包括家族性息肉病、遗传性非息肉结直肠癌（hereditary nonpolyposis colorectal cancer，HNPCC）、视网膜母细胞瘤、BRCA1和BRCA2突变、神经母细胞瘤、李弗劳明综合征等。随着越来越多的人认识并接受定向胎儿的医学干预，受相关疾病困扰的患者及家庭将越来越多地参与孕前咨询和决策。

根据家族史和自身检查结果，结合受评估者的年龄、定向胎儿需求及相关干预的风险，在咨询者自愿、自主的前提下，进行定向胎儿的医学运作。

有关基于HSC移植需求的植入前胚胎定制：英国人类生殖与胚胎管理局（HEFA）批准因地中海贫血行PGD-HLA检测，但是禁止单纯为非遗传性疾病（如Diamond-Blackfan综合征）患者制造HSC移植供者。Pennings等认为PGD技术的应用，需要满足下列条件：除移植外没有其他的治疗方法；移植高成功率；同胞供者比其他供者有明显优势；所患疾病有足够时间等待新生儿的出生。

有关基于家族肿瘤等疾病易感基因检测以除外相关风险的植入前胚胎定制：要求咨询对象先行相关疾病易感基因检查。对有阳性结果的夫妇，要进行进一步咨询指导，以保证定制定向胎儿夫妇的充分知情和自主选择权利。咨询人员需要具备相关疾病的遗传学知识并不断更新，同时要熟悉辅助生殖技术。要告知服务对象可以选择传统的产前诊断技术对其后代是否携带肿瘤等疾病易感基因进行相关检测；也可以选择基于辅助生殖的PGD技术对植入前胚胎先行相关疾病易感基因的筛查。如果选择PGD方式的定向胎儿，应充分告知PGD优势、风险、局限性和相对昂贵的费用，从而使定向胎儿夫妇对自身生育决策进行充分自主选择。图2-3-1是选择PGD方式对其后代进行肿瘤等疾病易感基因的筛选步骤。

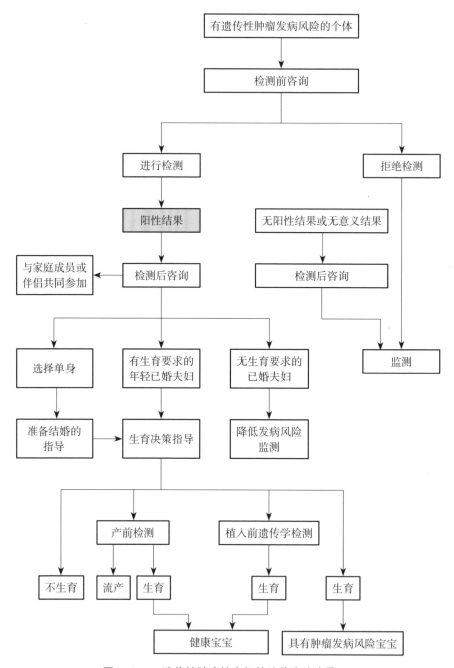

图2-3-1 遗传性肿瘤综合征的遗传咨询步骤

（朱小明，刘爱霞）

第四节 孕前诊断遗传咨询的常见问题

孕前诊断遗传咨询是一个复杂的过程,包括许多阶段,并且涉及多个相关学科。孕前诊断遗传咨询是整个治疗过程的一个重要步骤,因为它为夫妻提供了对于家族遗传性疾病专业的建议和帮助,以及相关的知识,以便他们做出抉择。每一对夫妻都可能透露他们的个人隐私,医师有责任来帮助每对夫妻评估他们的需求并且讨论他们将来的选择。孕前诊断遗传咨询过程中需要尝试帮助求助者理解他们所关注的遗传疾病的医学背景,了解该遗传病的再发风险和遗传方式,帮助他们选择最适合他们的处理方案。

一、遗传病风险评估

面对为遗传病前来求助的夫妻时,首先要给予正确的、最前沿的相关疾病的信息。根据求助者所关注遗传病的具体情况,告知生育子代的可能风险,部分求助者可能已经在数年前接受过遗传专家的咨询。而临床遗传学是一块非常活跃的领地,近年来遗传学在分子水平取得了非常大的进展。举个例子,某女性患者的兄弟患有进行性肌营养不良,这一疾病是由于进行性假肥大性肌营养不良(Duchenne muscular dystrophy, DMD)基因的突变引起,为 X 染色体连锁疾病。数年前的技术手段未能在患病的兄弟身上检测出突变,于是 Xp21 上肌营养不良蛋白所在区域的多态性标志被建立起来,以用于判断该女子是否像兄弟一样遗传了同样的母源 X 染色体。由于她遗传了同样的 X 染色体,被认为有极高的携带可能。随着进行性肌营养不良突变检测方法的进一步发展,以及她兄弟的突变被发现,她的携带状态可以得到更好的确认,而分子检测显示她并非是携带者,可以正常生育孩子。

二、PGD 和产前诊断的选择

作为终止遗传病传递的手段,PGD 和产前诊断各有利弊。选择哪种方式需要考虑患者的遗传病诊断方式、夫妇二人的自然生育力、既往病史、经济情况等。

许多夫妇可能已经经历过失去孩子或妊娠失败，以及在之后的妊娠过程中曾进行过产前诊断，但最终以一次不良妊娠的终止为结局。以往研究表明，不正常胎儿导致的妊娠终止会带来严重的短期或者长期的心理问题。由遗传学原因导致的妊娠终止和社会原因的妊娠终止是不同的，因为它意味着计划中妊娠不可能实现和愿望的破灭。许多妇女要求终止妊娠的时候已经到了妊娠中期。在一项研究中，84位经历了妊娠中期终止妊娠的妇女，有20%的人在终止妊娠两年后，心理困扰依然影响她们的总体幸福。

对于许多求助者来说，在积极试孕并进行产前诊断的这段时间会承受巨大的心理煎熬，因为她们知道最终的结果可能是不成功。对于这样的夫妇，PGD可以使他们从这样的煎熬中解脱出来，而且可以让他们有机会在最早的时间知道是否可以正常怀孕。早期知道可以获得正常妊娠、和双亲的生物学联系、避免妊娠终止可以看作是PGD的重要优点。

社会因素、道德因素、宗教信仰在许多夫妇做生育决定时扮演着重要的角色，终止妊娠可能是不可接受的选项。在一项研究中，86%的妇女认为避免终止妊娠是PGD的主要优点。当患者避免人工流产的意愿非常强烈的时候，PGD可以作为首选项。

一些患者会有与他们携带的单基因病或染色体病相关的不孕症。例如，囊性纤维化男性会有先天性的双侧输精管缺如，部分染色体平衡易位男性患有弱精症。这些夫妇会要求进行辅助生殖来解决他们的不孕问题，PGD对这些夫妇就是合适的选择。

三、PGD相关数据的告知

要求做PGD的患者会被告知很多风险和机会的数据。遗传风险、治疗的不良反应、误诊、成功的机会等在咨询的时候都会被讨论。

希望求助者通过临床遗传学家咨询会对疾病的遗传学基础以及会发生的风险有一个清楚的认识。在多项研究中对采用数字或者采用描述来陈述风险的方法进行了回顾，获得的结论是：用数字概率描述风险更容易使求助者理解，也更容易回忆。举个例子，用"1/400的概率"来描述风险要比描述为"低风险"好。然而，对于那些要求行PGD的夫妇来说，一个确切的数字并不意味着对遗传机制和基于机制的风险完全理解。研究发现，在遗传咨询中有43%的求助者没有清楚地表明他们是否已经理解风险。只有9%的案例中咨询专家能够确认对方已经理解了风险，所以有必要采取求助者能够理解的方式进行风险说明，并对一些可能造成混淆的因素进一步进行解释。

除了遗传疾病的再发风险，求助者会关注他们有多少机会获得成功妊娠，出生健康子代。在告知生殖中心PGD妊娠率的同时，需要告知患者，因为部分遗传病获得正常子代的概率偏低，他们有多少概率会面临没有正常胚胎可以移植的情况。部分患者是能够正常生育的，PGD的成功率在他们看来偏低，遗传咨询专家需要理解一个失败周期对一对夫妇的影响并给予求助者充分的解释。

PGD采用单个或者数个细胞进行遗传学分析，存在一定的误诊风险，FISH技术的误诊率可达5%～10%，虽然近年来分子遗传技术发展迅速，但在遗传咨询时必须提及误诊的可能性，要求患者妊娠后进行验证性产前诊断。

目前，PGD的技术方式有多种选择，遗传咨询专家需要根据患者的遗传病种类告知患者可以选择的PGD方式，并且根据患者的具体情况，如年龄、经济状况等给予建议，和患者一起做出决定。在此过程中需要充分告知每种技术方式的优点和局限性。例如，一个年轻、经济状况不佳的染色体易位患者，有选择FISH技术的合理性，当然，需要确认患者理解该技术与高通量全染色体分析的差异，不能排除其他染色体异常的可能。

过去PGD活检时期多为第3天的胚胎，由于近年来研究发现早卵裂期胚胎活检会造成胚胎发育潜能受损，而囊胚滋养层活检则对胚胎的影响较小，所以目前的趋势是尽量采用囊胚滋养层活检。但还是需要考虑采取的遗传学分析技术、患者的遗传背景、年龄等具体情况。

四、多胎妊娠

由于移植胚胎数目的关系，相对IVF/ICSI而言，PGD技术的多胎妊娠率相对较低，但它仍然是治疗中应该考虑的一个重要因素。在PGD技术中，决定胚胎移植的数量是非常重要的，建议医师和患者仔细讨论。相关研究表明，单囊胚移植时出生率有所提高,特别在36岁以下的妇女中,单囊胚移植可使多胎妊娠有所减少,且并不影响分娩率。

根据文献报道以及作者自身的经历,很多夫妇未能充分考虑多胎妊娠的影响,生育孩子的强烈愿望往往影响他们的决定。遗传咨询的一个目的是确保夫妇能完全注意到并理解多胎妊娠的风险,充分告知多胎妊娠对验证性产前诊断的影响、多胎妊娠对未来PGD出生子代健康的影响,以及养育多个孩子对家庭经济的影响。

(叶英辉,金　帆)

------------------------------ 参 考 文 献 ------------------------------

[1] Ao A, Wells D, Handyside AH, et al. Preimplantation genetic diagnosis of inherited cancer: familial adenomatous polyposis coli[J]. J Assist Reprod Genet, 1998,15(3): 140-144.

[2] Brandt AC, Tschirgi ML, Ready KJ, et al. Knowledge, attitudes, and clinical experience of physicians regarding preimplantation genetic diagnosis for hereditary cancer predisposition syndromes[J]. Fam Cancer, 2010, 9(3): 479-487.

[3] Bredenoord AL, Dondorp W, Pennings G, et al. Avoiding transgenerational risks of mitochondrial DNA disorders: a morally acceptable reason for sex selection?[J]Hum Reprod, 2010, 25: 1354-1360.

[4] Dobson R. "Saviour sibling" is born after embryo selection in the United States[J]. BMJ, 2003,326(7404): 1416.

[5] Ethics Committee of the American Society for Reproductive Medicine. Preconception gender selection for nonmedical reasons[J]. Fertil Steril, 2001, 75(6): 861-864.

[6] Garber JE, Offit K. Hereditary cancer predisposition syndromes[J]. J Clin Oncol, 2005, 23(2): 276-292.

[7] Korenromp MJ, Page-Christiaens GC, van den Bout J, et al. Psychological consequences of termination of pregnancy for fetal anomaly: similarities and differences between partners[J]. Prenat Diagn, 2005, 25(13): 1226-1233.

[8] Lee E, Illingworth P, Wilton L, et al. The clinical effectiveness of preimplantation genetic diagnosis for aneuploidy in all 24 chromosomes (PGD-A): systematic review [J]. Hum Reprod, 2015, 30(2): 473-483.

［9］ Lewis CM, Pinel T, Whittaker JC, et al. Controlling misdiagnosis errors in preimplantation genetic diagnosis: a comprehensive model encompassing extrinsic and intrinsic sources of error［J］. Hum Reprod, 2001, 16(1): 43-50.

［10］ Liu XH, Qiao J, Li R, et al. Y chromosome AZFc microdeletion may not affect the outcomes of ICSI for infertile males with fresh ejaculated sperm［J］. J Assist Reprod Genet, 2013, 30(6): 813-819.

［11］ 陆国辉,徐湘民.临床遗传咨询［M］.北京:北京大学医学出版社,2007.

［12］ Mastenbroek S, Twisk M, van Echten-Arends J, et al. *In vitro* fertilization with preimplantation genetic screening［J］. N Engl J Med, 2007, 357(1): 9-17.

［13］ Michie S, Lester K, Pinto J, et al. Communicating risk information in genetic counseling: an observational study［J］. Health Educ Behav, 2005, 32(5): 589-598.

［14］ Moyer VA, Force USPST. Risk assessment, genetic counseling, and genetic testing for BRCA-related cancer in women: U.S. Preventive Services Task Force recommendation statement［J］. Ann Intern Med, 2014, 160(4): 271-281.

［15］ Pennings G, Schots R, Liebaers I. Ethical considerations on preimplantation genetic diagnosis for HLA typing to match a future child as a donor of haematopoietic stem cells to a sibling［J］. Hum Reprod, 2002, 17(3): 534-538.

［16］ Pergament E. Preimplantation diagnosis: a patient perspective［J］. Prenat Diagn, 1991, 11(8): 493-500.

［17］ Robson ME, Bradbury AR, Arun B, et al. American Society of Clinical Oncology policy statement update: genetic and genomic testing for cancer susceptibility［J］. J Clin Oncol, 2015, 33(31): 3660-3667.

［18］ Tiepolo L, Zuffardi O. Localization of factors controlling spermatogenesis in the nonfluorescent portion of the human Y chromosome long arm［J］. Hum Genet, 1976, 34(2): 119-124.

［19］ Tuttelmann F, Rajpert-De Meyts E, Nieschlag E, et al. Gene polymorphisms and male infertility—a meta-analysis and literature review［J］. Reprod Biomed Online, 2007, 15(6): 643-658.

［20］ Vogt PH, Edelmann A, Kirsch S, et al. Human Y chromosome azoospermia factors (AZF) mapped to different subregions in Yq11［J］. Hum Mol Genet, 1996, 5(7): 933-943.

［21］ Wang CW, Hui EC. Ethical, legal and social implications of prenatal and preimplantation genetic testing for cancer susceptibility［J］. Reprod Biomed Online, 2009, 19(Suppl 2): 23-33.

［22］ Zhang F, Li Z, Wen B, et al. A frequent partial AZFc deletion does not render an increased risk of spermatogenic impairment in East Asians［J］. Ann Hum Genet, 2006, 70(Pt 3): 304-313.

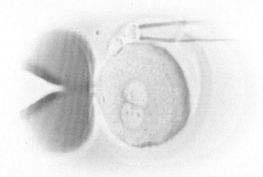

第三章

胚胎植入前遗传学诊断周期的辅助生殖临床和实验室处理

　　最大限度获得足够数量的优质胚胎以供胚胎活检及遗传检测，需要辅助生殖临床和胚胎实验的共同努力，也是PGD取得成功的先决条件。在PGD启动促排卵前需进行卵巢储备功能的评估，预测卵巢对促性腺激素刺激的反应性，指导应用促性腺激素的剂量，必要时进行相应的预处理，为选择合适的促排卵方案、获得高质量卵子、改善PGD预后、提高成功率奠定基础。胚胎实验室需要建立严格的质量控制和管理体系，优化培养系统，建立安全可靠的胚胎活检技术，选择冻存复苏效果理想的活检胚胎冻存方案，保证获得遗传诊断结果的活检后冻存复苏胚胎仍有能力在移植后发育成胎儿，从而最终提高PGD的成功率。

第一节 胚胎植入前遗传学诊断患者辅助生殖治疗前评估和预处理

一、卵巢功能评估

女性胎儿的卵巢在其胚胎20周时有600万～700万个卵母细胞，出生时就仅剩100万～200万个卵母细胞，到青春期时仅剩30万～50万个卵母细胞。因此，卵细胞的丢失在胎儿期就已经出现，并持续至绝经期。女性一生在生育期会排出400～500个卵子，大多数卵细胞的丢失是通过细胞凋亡发生的。早期曾有研究提示，绝经前的10～15年中卵母细胞丢失更快，约开始于38岁。但近期的研究却发现，整个生育期的卵母细胞丢失率不变，并持续至绝经。随着卵巢卵母细胞储备的减少，女性会经历月经周期缩短、月经不规律，并最终绝经。随着剩余卵泡数量的减少，在辅助生殖过程中可获取的卵泡数也相应地减少。在PGD启动促排卵前进行卵巢储备功能的检测，检测卵巢储备功能的目的有：① 预测卵巢对促性腺激素（gonadotropin，Gn）刺激的反应性；② 选择合适的促排卵方案；③ 指导应用Gn的剂量；④ 预测进行PGD治疗时的获卵数目。卵巢产生卵子的功能与卵巢储备、卵巢反应性以及Gn用量有关，而妇女的生育潜能则由卵子的数量、质量决定，并受子宫内膜容受性等多种因素影响。目前，在临床应用的卵巢储备功能主要评估指标如下。

1. 年龄

年龄超过35岁预示卵巢储备下降，而超过40岁是公认的卵巢低反应高危因素。年龄是预测卵巢储备和卵巢刺激反应性的首选和粗标准。对卵细胞的研究还发现，随着年龄的增加，卵细胞中染色体的非整倍体发生率增加，当然这些为Gn刺激的卵泡，未必反映自然周期中优势卵泡中卵子的非整倍体发生率，但是，这与高龄导致的染色体异常妊娠及自发性流产发生率相应增加是一致的。因此，高龄，尤其是40岁以上，意味着卵巢反应性下降，在进行PGD促排卵时获卵数减少，且卵子质量下降，非整倍体增加，可获得正常胚胎的概率极低。

2. 基础卵泡刺激素 (follicle-stimulating hormone, FSH) 水平

基础FSH水平也就是月经第3天的FSH水平,这是最常用的检测卵巢储备功能的指标。早卵泡期FSH的升高是卵巢衰老的最早表现之一,女性的基础FSH水平的升高(>10 IU/L)是目前可以检测的卵巢储备功能开始下降的最初指标。基础FSH水平的升高是由于可募集的卵泡群减少,从而降低了卵巢的负反馈作用。基础FSH水平很容易测得,但只有在其水平较高时,基础FSH值才可用于预测卵巢低反应。而且,年轻妇女(年龄<35岁)基础FSH水平升高更多的是预示卵巢反应性降低,而非卵子质量。一般认为,若FSH在10~15 IU/L之间,虽然预示低反应,但可通过增加Gn的量来改善获卵数。

3. 基础FSH/黄体生成素 (luteinizing hormone, LH)

一些患者虽然基础FSH水平在10 IU/L以下,但若基础FSH/LH比值升高,也就是LH相对降低也预示着卵巢储备功能降低。基础FSH/LH比值比基础FSH值更敏感,可以更早期地反映卵巢储备功能变化。至于基础FSH/LH比值的阈值,从2.0~3.5不等。

4. 基础窦状卵泡数 (antral follicle count, AFC)

基础AFC也就是月经早期经阴道超声检查可以检测到的直径为2~10 mm的AFC。其数目能间接地反映窦前卵泡数,也就是卵泡池中剩余的原始卵泡数。窦状卵泡是卵巢对外源性促排卵药物反应性的敏感指标,通常认为其可以代表可用卵泡数。Verhagen等研究发现,基础AFC与获卵率、HCG日的E_2水平呈正相关,与年龄、基础FSH、FSH/LH及Gn用量呈负相关。对于基础FSH正常的患者,AFC是一个良好的预测卵巢反应性和PGD结局的指标,在进行PGD的促排卵治疗前通过超声检测AFC可以帮助预测卵巢的储备功能。AFC的下降可能不会像生育能力的降低那样急剧,因为AFC主要决定获卵数,而是否有可以活检的可利用胚胎,则取决于卵子数量和质量,获卵数少的患者周期妊娠率比获卵数多者低,主要因为后者有更多可以检测及移植的优质胚胎。AFC还有一大优点是无论卵巢低反应、正常反应还是高反应的妇女,均可显示差异。一般认为:AFC 5~10个为低反应,10~15个为正常反应,>15个为高反应,因此还可预测卵巢过度刺激综合征(ovarian hyperstimulation sydrome, OHSS)高风险。

5. 抗苗勒氏管激素 (anti-Müllerian hormone, AMH)

AMH是由募集卵泡即窦前卵泡及小窦状卵泡中的颗粒细胞分泌的,参与卵母细胞成熟和卵泡发育的调节,不受Gn的调控。AMH水平随着AFC的减少而减少,已有研究发现AMH随着年龄的增加而下降,在绝经后其体内检测不到AMH,是预测卵巢储备功能比较敏感的标志物。另外,AMH水平在整个月经周期中保持相对恒定的水平,因此它是唯一能在卵泡期和黄体期都能对卵巢储备进行评估的标志物;它也可以同时对卵巢低反应、正常反应和高反应都进行相应的预测,预测价值和AFC相当。一般认为,如果AMH<1 μg/L,意味着卵巢储备功能低下。

6. 氯米芬激发刺激试验

即从月经的第5~9天每日口服100 mg氯米芬。同时,分别在月经周期的第3~10天检测血清FSH水平。氯米芬有抗雌激素作用,可以减弱雌激素对下丘脑的负反馈,使垂体分泌FSH水平增加。如果卵巢储备良好的患者,卵巢内生长的卵泡可以产生足量的抑制素和雌激素对抗氯米芬的这种作用,抑制服用后的FSH升高。因此认为,若刺激周期第10天血清FSH水平>10 IU/L,或者给药前后FSH水平之和>26 IU/L,则预示卵巢储备功能下降。

卵巢储备功能有助于预测卵子的质量和卵巢刺激的反应性,但是除年龄外对卵子质量的预测价值有限。PGD周期临床进行促排卵治疗前对卵巢储备功能的检测评估可用于获得个体的预后信息,判断卵巢对刺激的反应,预估可获卵数,从而推测一个周期可能获胚胎数,协助选择治疗方案并合理使用医疗资源。由于PGD治疗周期费用较大,对有些遗传性疾病,尤其是一些染色体平衡易位的患者,其获得染色体正常或平衡的可移植胚胎概率低下,若术前卵巢储备功能评估差,可以预测最终获得妊娠机会极低,启动前更需要患者充分的知情同意,以免最后无法接受不良结局。总之,这些检查结果对PGD治疗前解释病情咨询有用,但是不能用于排除女性进行PGD治疗。

二、促排卵前预处理

在PGD治疗进入临床促排卵之前,需对患者夫妇进行体格检查和相应的辅助检查,排除妊娠禁忌证和辅助生殖实施禁忌证。此外,针对不孕患者比较常见的一些问题,尚需进行相应的预处理,改善PGD预后,提高成功率。

1. 口服避孕药

口服避孕药主要应用于月经不规律、卵巢功能性囊肿、多囊卵巢综合征（polycystic ovarian syndrome，PCOS）患者高雄状态及 Gn 释放激素激动剂（GnRH-a）长方案前的预处理。目前国内常见的用法是：促排卵前1个月经周期第3～5天开始口服避孕药1片/d，用药21 d。若是长方案，后5 d叠加应用 GnRH-a降调节。若是高雄状态，需连续服用2～3个月，直至血清雄激素水平降至正常范围。若是卵巢功能性囊肿，服用2～3个月，如囊肿持续存在并大于2 cm，建议腹腔镜检查。

2. 二甲双胍

二甲双胍预处理适合肥胖的PCOS患者，尤其是胰岛素抵抗或者已经发生糖耐量异常的患者。目前国内较为常用的剂量是1 500 mg/d（500 mg/次 × 3次/d），糖耐量异常和胰岛素抵抗改善后再进入PGD临床促排卵助孕治疗，会改善卵巢对促排卵药物的反应性，增加获卵率，同时对卵子质量、子宫内膜容受性等均有益处。目前尚无证据表明早孕期服用二甲双胍会增加子代畸形的发生率。

3. 脱氢表雄酮（dehydroepiandrosterone，DHEA）

DHEA的应用能适当增加体内雄激素水平，可以改善卵巢储备、提高卵巢对外源性Gn的反应、增加获卵率及PGD所需胚胎数，提高PGD检出正常胚胎概率、降低流产率。因此，DHEA主要用于卵巢储备功能不良，反应低下，甚至卵巢早衰患者。一般建议补充DHEA至少在进行PGD临床促排卵之前6周，通常推荐的用量为25 mg/次 × 3次/d，根据用药期间雄激素水平检测及患者的耐受情况进行调整。

（金　丽，王　丽）

第二节　胚胎体外培养及胚胎的活检和冻存

一、胚胎体外培养

成功的胚胎体外培养对PGD的结局有重要的影响，胚胎实验室有责任为配子和胚胎提供稳定、无毒、无菌的环境，采用最优的培养系统，最大限度获得更多的可供活检及遗传检测并有能力在移植后发育成胎儿的优质胚胎。体外培养与许多因素密切相关,涉及包括稳定良好的胚胎培养条件、规范的操作流程以及严格的胚胎实验室质量控制管理等许多因素。

1. 稳定良好的胚胎培养条件

(1)胚胎实验室的内部环境:胚胎实验室是进行配子/胚胎体外操作及培养的场所,不同于其他类型的实验室,胚胎实验室除了对温度和相对湿度的稳定性、空气质量及感染控制有更严格的要求外,还需要特别关注挥发性有机物的含量。已知高浓度挥发性有机物可影响胚胎发育生长,会对IVF治疗结局造成不利影响,每个胚胎实验室应制订自己实验室的挥发性有机物警戒线。在实际工作中,可通过挥发性有机物检测仪检测IVF实验室的挥发性有机物的变化,及时去除一些不利因素,降低挥发性有机物的含量。挥发性有机物的限定值通常参考IVF结局进行设立,当某一阶段的临床结局,如着床率达到历史最高水平时,这个时期内胚胎实验室的挥发性有机物值应为该实验最低限定值。

(2)培养箱:是实验室最为关键的设备之一。用于胚胎培养的培养箱必须能稳定维持配子/胚胎体外生长的酸碱度、温度及相对湿度,有人把它比喻为IVF实验室的"心脏"。目前,市场有多种品牌的培养箱,有低氧(5%)和高氧(20%)的培养箱。多数研究认为低氧环境有利于提高囊胚形成率和临床妊娠率,相比于第5天的囊胚移植,卵裂期培养的低氧环境对于胚胎发育和临床妊娠结局并不存在优越性。2011年一篇荟萃分析显示,低氧环境不改变受精率,以及卵裂期胚胎的植入率和继续妊娠率,但显著提高了囊胚期移植周期的胚胎植入率。2012年的一篇荟萃分析显示,低氧环境可显著提高出生率。因此,对于PGD患者来讲,可以根据各胚胎实验室的仪器配置尽量采用低氧环境的培养体系;对于条件不足的生殖中心,可以在卵裂期高氧环境培养,第4天后采用低氧培养,以提高囊胚形成率及囊胚的植入率。虽然培养箱的种类较多,要尽量选择桌面式的低氧培养箱,有研究数据显示这类培养箱可获得良好的培养结果。

(3)胚胎培养液:培养液对体外胚胎培养的重要性不言而喻,培养液的组分、种类、含量、pH值、渗透压等对胚胎的培养有直接关系。目前,商业化的培养液主要有两种:序贯培养液(sequential culture medium)和单一培养液(single step culture medium)。这两种培养液设计理念不同,各有所长,目前在临床结局上没有明显差别,临床结局同时也可能与不孕原因、各生殖中心的促排卵方案和胚胎实验室常规操作等都有关系,因此需要更多的随机对照研究来评估各种培养液的优劣。目前,在市场上占主导的是序贯培养液,尤其是需要进行囊胚期活检和PGD的生殖中心。

(4)胚胎培养体系:培养微环境最主要的构成部分就是体外培养体系,只有同时对培养体系加以优化,才能达到培养基所能达到的最好效果。从20世纪60年代起,矿物油就成为胚胎培养体系的一分子,在培养皿上覆盖矿物油并使用微滴进行培养是目前最常见的胚胎培养模式。矿物油的使用有两个优势:一是作为胚胎培养液滴与外界环境之间的一道防护屏障,减少培养箱和空气中微尘颗粒、细菌、霉菌等对培养液污染的机会;二是防止液体挥发,延缓气体扩散,降低培养液滴的温度、pH值和渗透压的波动,有利于胚胎/配子的培养箱外操作,同时矿物油可吸收培养液中亲水性的污染物和挥发性有机物。但某些本身存在毒性的矿物油也可带来不利后果,成为影响妊娠率的因素之一。因此,每个胚胎实验室除了对不同批次的矿物油进行严格的质量控制外,也可以对矿物油进行洗涤,保证矿物油的稳定性和安全性。此外,PGD周期需要进行单个胚胎的培养,使用矿物油覆盖的微滴培养可以节约培养基(10～30 μl),方便各个胚胎之间的区分和标志,也避免大体积培养基引起的对胚胎自分泌因子的过度稀释。

2. 规范的操作流程

胚胎实验室涉及许多胚胎/配子的操作,主要有精液优化处理、常规IVF受精、卵母细胞单精子注射、胚胎质量评估、胚胎的冷冻与保存、胚胎移植以及涉及PGD的胚胎活检、活检材料的转移等。实验室应该对每一个操作步骤建立标准的操作程序,每一位胚胎学家都要严格遵守标准操作程序,并做好相关的操作记录,便于数据统计、查询和分析。

3. 严格的质量控制和管理

为了确保胚胎实验室高效安全地运行,每一个辅助生殖实验室必须建立严格的质量控制和质量保障体系,确定各个程序是在事先限定的可接受范围内运行,以确保其稳定性和可重复性。质量控制和质量保障体系的建立和完善是一个长期的过程,规模较大的生殖中心需要8～10年才能建立一套有效的质量保障。

胚胎实验室的质量控制系统应包括实验室仪器设备、实验室培养环境和实验室技术人员的质量控制等。

（1）实验室仪器设备的质量控制和管理：胚胎实验室主要仪器包括不同类型的显微镜、培养箱、超净工作台、液氮罐、冰箱等各种仪器。每一样仪器设备需要建立一个详细的档案，包括仪器的名称、厂家、使用日期、编号、使用说明及维修保养记录等。明确仪器的使用寿命，操作者须熟悉各项仪器的参数及优缺点，熟悉仪器的调试。每个仪器在固定时间内测试其运转及功能状况并记录在案，便于分析和查找原因。

（2）实验室培养环境的质量控制：生理状态下，胚胎和配子是在体内环境下生长发育，体外培养的胚胎/配子自身不具备任何屏障和保护，如暴露于含有有害气体的空气，或受到温度、pH值和渗透压波动的应激，胚胎的发育潜能可明显降低。因此，除了对胚胎实验室的温度、相对湿度和空气质量进行严格控制，实验室培养环境的质量控制还包括对胚胎培养体系的质量控制和管理，确保培养液、培养皿及其他耗材的质量合格后才使用。严格的实验室质量控制与质量保障系统为胚胎/配子的体外生长发育提供相对稳定的环境，对IVF和PGD的成功率具有重要作用。多数生殖中心已经逐步引进了IVF的质量控制系统，以确保胚胎实验室培养环境的稳定性，最大限度地维持胚胎发育潜能，以期获得高质量的胚胎和最好的临床妊娠率。

（3）实验室技术人员的质量控制：IVF实验室技术人员管理是实验室管理的核心，技术人员对规章制度、操作常规的执行力度决定了一个实验室管理的效能。IVF实验室技术人员必须具备极强的责任心、职业道德、良好的心理素质和精湛的技术，并掌握生物学、医学统计学等多学科知识。每名技术人员应该充分认识到IVF实验室技术不能提高配子/胚胎原有的发育潜能，但技术人员的操作可以影响配子/胚胎的结局。因此，每名技术人员既是质控的参与者，也是质量控制的对象。

实验室技术人员梯队的选择和建立直接影响生殖中心的实验室质量，实验室应该在负责人的领导下，建立合理的梯队和分工，制订一整套具体的标准化的人员质量控制措施和培训工作流程，建立新进技术人员的操作准入制度，及时考察团队中所有工作人员的各项工作质量，利用统计学方法进行统计，监管每一位技术人员的技术水平，当某项指标出现较大偏差时，应及时查找原因，必要时通过再培训的方式解决问题；对团队中各项工作质量高的人员，分享经验教训，培训工作质量差的人员，提高整个团队的整体实力。如在**图3-2-1**中显

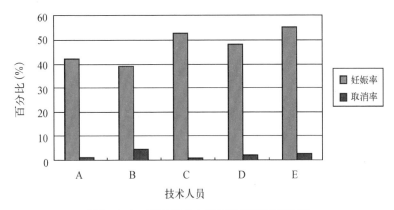

图3-2-1 不同技术人员胚胎复苏结果比较

示的不同技术人员胚胎复苏后的妊娠率不同,可以看出技术员B和E存在较大偏差,对于技术员B应该经过进一步的技能培训,复苏率改善后才能再次上岗。

新进技术人员的培训包括理论和临床操作的培训,涉及实验室技术的各个方面,新进技术人员经考核合格后,才能参与到实际临床工作中。IVF实验室技术人员的培训是一个耗时较长的过程,要求带教者和受训者有足够的耐心和毅力,实验室管理者不能以任何理由,把未完成培训的技术人员安排到实际工作中去。对于PGD活检人员的培训,应按照《2011年ESHRE联盟相关实验室活检的共识》,建议至少活检100个卵子/胚胎后才可进入PGD活检工作。另外,IVF是一项多学科交叉并处于不断进展中的新兴学科,原有的实验室技术人员仍需定期参加培训,进行知识和技术的更新,以提升整个团队的业务水平和理论知识。

二、胚胎活检

目前用于植入前遗传学诊断的活检方法分为3类,包括对未受精的卵母细胞或受精卵实施的极体活检、对卵裂期胚胎进行的卵裂球活检,以及对囊胚进行的滋养外胚层细胞活检。

(一)极体活检

1990年,Verlinsky进行了卵母细胞第一极体活检并进行了常染色体隐性遗传病的诊断。极体用于PGD是基于以下原理：极体是卵子减数分裂过程中的产物，根据其检测分析结果可以间接推测卵子的遗传信息，从而预测待检测的遗传缺陷对胚胎的影响，并选择由正常卵子发育而来的胚胎进行移植，达到PGD的目的。极体是卵母细胞成熟分裂的产物，既不参与胚胎的发育，对于植入前及植入后胚胎的发育均没有明显的生物学功能。因此，无论是对来自第一次减数分裂的第一极体，还是对来自第二次减数分裂的第二极体进行活检，均不会对继续发育的胚胎造成影响，比卵裂期活检及囊胚活检安全性相对更高。同时，极体活检及其遗传学诊断可在获卵后48 h内完成，更符合PGD的时效性。

1. 第一极体活检

卵子在完成第一次减数分裂时排出第一极体，在卵子收获24 h内检测第一极体，再将遗传学诊断正常的胚胎植入子宫，这被称为第一极体PGD。由于第一极体的染色体在排卵后有限的时间内处于分裂期，可通过CGH、FISH等技术检测第一极体的染色体来推断卵子是否正常。第一极体的分析已成功地应用于单基因遗传病、非整倍体及母源性染色体易位，经PGD均已获得妊娠。这种技术的缺点是，不能用来分析男性常染色体显性遗传病或X连锁遗传病的性别决定。

2. 第二极体活检

在不存在染色体交叉互换（crossing-over）的情况下，第一极体应该是卵子和第二极体不包含的等位基因的纯合子。但是，当交叉互换存在时，初级卵母细胞可能是异常基因的杂合子，此时第一极体活检的方式便不适于预测卵细胞遗传组成的确定。由于基因位点和着丝粒距离不同，发生交叉互换的频率不同，最高可达50%。此外，仅活检第一极体同时存在其他问题，当卵子不成熟时，由于胞质桥的存在，有很大一部分极体活检时已破坏；同时，导致胚胎染色体多体或缺体的染色体不分离还可发生于卵细胞的第二次减数分裂。因此，只活检第一极体的诊断价值是有限的，结合第二极体的活检和遗传学分析，则可以提高PGD的准确性。德国波恩大学生殖中心利用CGH技术方法检测第一极体或第二极体，分析非整倍体的发生，已经取得相应的数据支持。位于染色体端粒位置的单基因遗传病，在减数分裂期间染色体互换发生频率较高，当不均等数目的染色体互换发生均会导致杂合子极体形成。Munne等对87个极体进行活检，其中21个无结果，因此受精后形成的第二极体活检及遗传学检测成为必要。

极体活检已成功应用于母源性单基因遗传病和非整倍的筛查和诊断,随着遗传学诊断方法的不断提高,染色体结构异常疾病的确切诊断也多有报道。经过二十余年的实践和发展,极体活检已成为一种安全有效的技术,有切实的临床诊断价值,在PGD/PGS中也占有越来越大的比例,有广阔的临床应用前景。同时,在某些国家和地区,如奥地利、德国、瑞士、马耳他等,因宗教、伦理和道德等原因,极体活检较卵裂期活检更容易接受。

3. 极体活检操作的注意事项

(1)活检方法:目前,极体活检常常采用透明带切割法和斜面的极体活检针直接穿刺法,为减少纺锤体损伤的可能,在偏离极体的部位施行透明带打孔和第一极体的吸取。ICSI受精后再采用相同的方法吸取第二极体(见图3-2-2)。

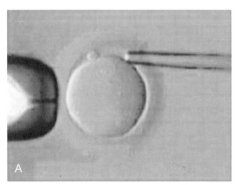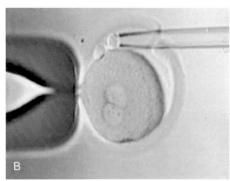

图3-2-2 第一极体活检(A)和第二极体活检(B)

(2)活检时机:Munne等分析了23个第一极体,发现取卵后6 h,91%的极体处于分裂期;而超过10 h,处于分裂期的极体降至31%,因而第一极体的活检应在取卵后6 h进行。而目前更多的学者认为第一极体的活检应在HCG注射后36～42 h进行,第二极体活检在受精后18～22 h进行。

(3)移植时机:极体活检取材较早,可以有更多的时间进行遗传学分析,为新鲜周期胚胎移植提供机会,活检后卵细胞经培养发育成卵裂球胚胎或囊胚后,选择分析结果正常者移植宫内,也可先进行冻存,待遗传结果确认后在下一周期选择正常受精卵复苏培养至胚胎后移植。

4. 极体活检的安全性和可靠性

研究发现,极体活检后的卵子受精率(81.8%)与未活检卵子受精率

（77.3%）的差异无统计学意义。受精后的卵裂率、囊胚形成率的差异同样无统计学差异。胚胎移植后的着床率、着床后的胚胎宫内生长发育以及婴儿出生后的随访结果与非活检者相比，未发现有明显的差异。第一极体和第二极体的序贯活检和遗传学分析，在单基因遗传病的诊断准确性比卵裂期活检要高，且不存在对胚胎的损伤。同时，极体活检时间早，留给遗传学分析的时间长，可直接进行新鲜周期的移植。据报道，应用遗传学方法对第一极体和第二极体检测后，选择正常受精胚胎移植，胚胎着床率可明显提高。但活检的极体仅含有母源性遗传物质，不能检测父源性基因或染色体组成、不能确定胚胎性别是极体活检的主要应用限制。

（二）卵裂球活检

1. 卵裂球活检方法

常规超促排卵后取出卵子，ICSI/IVF受精，受精卵体外培养至受精后第3天，胚胎达到6~10细胞期，每个胚胎移出1~2个卵裂球（见图3-2-3），用遗传学方法进行检测。卵裂球活检可将胚胎冷冻保存，待获得遗传检测结果后再复苏正常胚胎进行移植；对于在2 d内可取得遗传检测结果的病例，也可采用新鲜周期移植的策略，将受检的胚胎继续培养，在第5天将经诊断正常的囊胚期胚胎移植回子宫，此时仍然是子宫内膜的种植窗期，避免了冷冻对胚胎的损伤。

胚胎活检前需要在透明带上打孔。根据透明带打孔的方法不同，可分为机械法透明带打孔、化学法透明带打孔和激光透明带打孔3种方法。

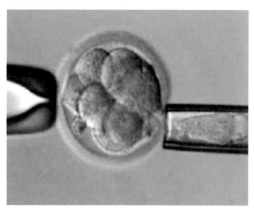

图3-2-3 卵裂球活检

（1）机械法透明带打孔：应用显微操作针在拟活检部位的透明带行"—"形或"+"形切口。透明带开口后，便用卵裂球活检针负压吸取1~2个卵裂球。机械法的适用范围较广，极体活检一般比较倾向于用此方法。机械法避免了使用化学物质对胚胎的潜在毒性，也避免了激光带来的潜在热效应。但机械法透明带打孔对显微操作者的要求较高,操作不熟练或方法不恰当可能造成卵裂球细胞骨架的损伤,体外操作时间长,也可对胚胎的发育造成不良影响。

（2）化学法透明带打孔：通过Tyrode酸液（pH值2.2）来进行透明带打孔。显微固定针固定待活检胚胎,用喷酸针吸取Tyrode液,紧靠拟活检部位的透明带,缓缓喷出Tyrode液,消化透明带,完成透明带打孔。化学法和机械法相比更简便,但喷酸过程中的量相对不容易控制,过度会损伤卵裂球细胞膜造成卵裂球溶解。另外,在喷酸过程中会造成胚胎局部pH值变化,而pH值的改变会对胚胎产生不良影响。因此,该方法目前在PGD中应用很少。

（3）激光透明带打孔：目前已成为PGD最常用的操作方法。该方法快速、精准（激光打孔对孔径的误差<1 μm）,大大减少了对胚胎的操作强度,但仍然有部分学者关注激光的局部热效应对胚胎的潜在损伤。

无论采取何种方法的透明带打孔方法,都要重视对操作者的培训,操作不熟练或经验不足都可能会对胚胎造成不良的影响,继而降低胚胎的种植率。

2. 卵裂球活检注意事项

（1）卵裂球的选择：待活检的胚胎一般是选取受精后第3天发育至6～10个细胞期的优质胚胎进行活检,质量不良的胚胎不应进行活检。由于在非间期核卵裂球在细胞裂解时染色体可发生丢失,同时受精后继发的染色体异常嵌合与核形态密切相关,因此选取单个清晰可见细胞核的卵裂球,并保持卵裂球的完整对PGD分析的成败十分重要。即便如此,卵裂球活检的诊断效率仍不能达到100%,而且卵裂球的非整倍体检出率很高。有学者呼吁,对一个胚胎活检2个卵裂球以提高准确率,但实际操作中仅对胚胎细胞数较多、质量高的胚胎可以活检2个卵裂球。ESHRE的统计报告表明,在染色体异常和单基因的PGD周期中,80%的胚胎单次卵裂球活检便可获得可分析的有核细胞,其余需要额外的1～2次卵裂球活检,约4%的胚胎活检后胚胎损伤较重,难以再行胚胎移植。

（2）活检前的胚胎准备：随着胚胎体外培养技术的进展,尤其是优质的胚胎培养箱和高质量的配子胚胎续贯培养液的出现和广泛的临床应用,胚胎体外生长发育的质量日趋改善,受精后第3天胚胎卵裂球之间的相互连接和致密化现象越来越常见。这就需要在卵裂球活检前先用无Ca^{2+}/Mg^{2+}的培养液处理,消除卵裂球之间钙离子依赖的相互黏着,使卵裂球之间的紧密连接变松散,减少卵裂球活检引起的损伤。

3. 卵裂球活检的安全性和可靠性

与极体活检相比,卵裂球活检的优势在于可以同时检测父源和母源的遗传信息,并可以进行性别鉴定。自1990年Handyside报道卵裂期胚胎活检PGD成功妊娠至今,胚胎的卵裂球活检是目前世界上许多生殖中心采用的胚胎活检方法之一。研究认为此阶段(卵裂期)胚胎的细胞是万能的,在受精后第3天的卵裂期胚胎活检1~2个细胞,对胚胎的发育几乎无任何影响,胚胎透明带上遗留的活检孔,似乎可以改善胚胎的种植能力。但也有学者认为卵裂球的活检可能损伤胚胎的发育潜能,一项对第3天8细胞期优质胚胎行卵裂球活检后的继续培养结果显示,活检后24 h胚胎的代谢活性有所下降,但第5天的囊胚形成率、囊胚滋养层和内细胞团的细胞数目与未活检组无显著性差异,说明活检的显微操作及1~2个卵裂球丢失对胚胎剩余卵裂球的继续分裂无明显的影响;但2014年的一项利用延迟摄像研究分析发现,卵裂球活检后的胚胎后续发育到融合、桑葚胚、早期囊胚和完全扩展囊胚所需的时间显著延长,活检后的囊胚直径与未活检组相比显著减少,透明带的厚度显著增加;采用DNA指纹鉴定妊娠胚胎的来源,同时移植1枚活检胚胎和1枚未活检胚胎的研究结果显示,只有30%的活检胚胎获得持续妊娠,而未活检组达到50%。

卵裂球活检不足在于可供活检的细胞数目少,卵裂期胚胎嵌合体比例高,嵌合体胚胎导致异常结果的漏诊或异常胚胎的移植,使PGD诊断结果的可靠性降低,所以目前越来越多条件优越的生殖中心倾向于囊胚滋养层的活检。

(三)囊胚滋养层细胞活检

1. 囊胚滋养层细胞活检的方法

卵裂球的活检能提供的可供遗传分析的材料只有1~2个细胞,同时卵裂期胚胎有高达50%的整倍体和非整倍嵌合型的存在、细胞核的丢失或缺如,以及体外操作外源性DNA污染的风险,迫切的需要获取更多的细胞以提高PGD诊断的准确率。受精后5~6 d的胚胎继续发育会成为囊胚,囊胚包括外周的滋养层细胞和内在的内细胞团,此时的细胞总数已增至60~90个,其中滋养外胚层细胞约占细胞总数的3/4以上,且在胚胎以后的发育过程中主要形成绒毛组织继而形成胎盘组织,不直接参与胎儿结构的形成,不影响发育为胎儿的内细胞团的发育,因此囊胚滋养层细胞活检被越来越多的生殖中心应用到临床。

囊胚活检与卵裂球活检相似,均需要透明带打孔。可以选择两个时间点的打孔:第1种是可以在胚胎第3天行透明带打孔,胚胎继续培养至第5天或第6天,待滋养层细胞从透明带缺口处孵化出来;第2种是体外胚胎培养至第5天或第6天观察胚胎是否发育至囊胚并选择活检囊胚,在远离内细胞处或内细胞团的对侧,行透明带打孔,继续培养3~4 h,待滋养层细胞孵化出来。将活检囊胚移入活检皿内,固定针固定,用活检针吸取滋养细胞,采用激光"切割"孵出的滋养细胞(见图3-2-4),然后进行遗传学分析。

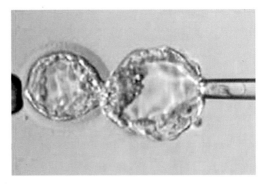

图3-2-4 囊胚滋养层活检

2. 囊胚滋养层细胞活检注意事项

(1)透明带打孔时间点选择:常用的方法有两种。一种是第3天透明带打孔,第5天或第6天吸取滋养细胞。另一种是第5天或第6天打孔并吸取滋养细胞。以上两种方法可根据实验室的具体情况安排。但第3天透明带打孔时,有可能会出现第5天或第6天时从透明带中孵出的是内细胞团。如果出现这种情况建议将胚胎继续培养一段时间,待囊胚继续孵出至一定程度后活检;或将胚胎直接从透明带中拖出,然后再在远离内细胞团的部位获取滋养细胞。

(2)活检细胞数:有研究分别比较了活检细胞数≤5、6~10、11~15、16~20、>20对囊胚复苏率和种植率的影响。发现滋养层评分为A或B的囊胚,活检细胞数与复苏率和种植率无明显关系;但滋养层评分为C级的囊胚,随着活检细胞数的增加,复苏率和种植率直线下降。因此,为减少对胚胎的损伤,活检细胞数<10个为佳,最好是3~5个细胞。

3. 囊胚滋养层活检的安全性和可靠性

囊胚期外胚滋养层活检可获得10个左右的滋养细胞进行遗传学诊断,克服了极体活检或卵裂期活检可供检测材料过少的缺点,可以提高PGD的准确性和有效性,因此,目前囊胚活检有取代卵裂期活检的趋势。研究发现囊胚期活检较卵裂期活检对胚胎的发育潜能影响更小。2013年,Scott等人比较了卵裂期活检组与未活检组、囊胚期活检与未活检组的植入率,发现与未活检组比较,卵裂期活检组植入率下降了19%(见图3-2-5),而囊胚期活检组与未活检组的植入率无明显差异。此外,囊胚培养可淘汰质量差的胚胎,需要检测的胚胎更少;同时,随着囊胚的形成,胚胎的嵌合体概率较低。虽然局限于滋养外胚层细胞的异常嵌合体可导致获得的检测结果不能代表内细胞团基因型或核型的情况,但研究发现嵌合异常更多存在于滋养层细胞中,真正会影响到移植风险的嵌合体胚胎发生率仅为5%,因为绝大多数非整倍异常在内细胞团和滋养层中共同发生。

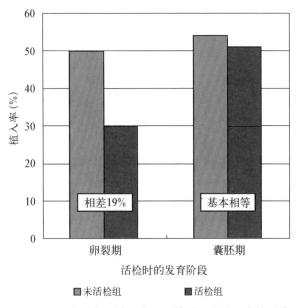

图3-2-5　卵裂期活检和囊胚活检对胚胎植入率的影响

注:图片引自Scott RT , Upham KM, Forman EJ, et al. Cleavage-stage biopsy significantly impairs human embryonic implantation potential while blastocyst biopsy does not: a randomized and paired clinical trial [J]. Fertil Steril, 2013, 100(3): 624-630

囊胚期活检的缺点在于目前囊胚形成率仍然徘徊在20%~50%,患者面临囊胚培养失败导致胚胎数目减少甚至无可用胚胎的风险,这在一定程度上限制了囊胚活检在某些生殖中心的应用。另外,囊胚活检留给遗传分析的时间窗相对较短,除非遗传学的检测在24 h内完成,活检后的囊胚均需要冷冻保存,进行冰冻胚胎移植;囊胚发育的不同步特性使得很多情况下同一个病例需要多次活检,增加了实验室工作的烦琐程度。

（四）再次活检

因活检的卵裂球无核物质等原因导致PGD检测失败的胚胎可以考虑再活检，以挽回一些胚胎。考虑到活检后对胚胎的影响，对于卵裂期活检后冻存的胚胎一般采用解冻复苏后先继续培养至囊胚，再进行胚胎的2次活检。对于活检后囊胚再次活检的可操作性问题，已有一项研究报道显示，经受2轮的活检、冷冻和复苏的囊胚移植后临床妊娠率仍能达到50%。因此，对于那些首轮检测失败的囊胚，尤其是滋养层评分高的囊胚复苏后再活检是可行性的。

三、活检后胚胎的冻存

将活检后的胚胎冻存不仅给PGD的遗传学诊断提供足够的检测时间，也方便实验室对遗传检测的规划和安排，提高工作效率。此外，有些PGD周期在胚胎移植后仍会有剩余的正常胚胎，对于这部分胚胎进行冷冻可以给新鲜胚胎移植周期妊娠失败的妇女再次移植和妊娠提供机会，提高PGD治疗成功率，减少治疗费用。

目前，冷冻保存技术主要有程序化冷冻和玻璃化冷冻两种方法。玻璃化冷冻法是一种快速简单、不易形成冰晶的冷冻技术，通过采用高浓度的冷冻保护剂和超快速的降温速率（15 000～30 000℃ /min）使细胞形成玻璃化状态，从而最大限度减少了冰晶形成造成的冷冻损伤。玻璃化冷冻法在卵母细胞以及IVF各个时期胚胎的冻存中取得了显著优于程序冷冻法的临床结局，目前世界上大多数生殖中心已经选择玻璃化冷冻技术来冻存胚胎，尤其是那些活检后的胚胎。

卵裂期是活检胚胎冻存难度最大的时期，冻融过程中卵裂球剧烈形变后从活检胚胎透明带缺口脱出是复苏失败的主要原因。有较多的研究提示活检后卵裂期胚胎冻存复苏率低于未活检胚胎。因为活检操作破坏了胚胎透明带的天然屏障作用，导致冻融过程中冷冻解冻试剂直接接触卵裂球。一方面增加了冷冻保护剂对胚胎细胞的毒性作用，另一方面解冻过程中细胞外水分子直接通过卵裂球表面与渗透性冷冻保护剂相互置换，而卵裂球细胞膜对水分子通透性更高，因此更容易发生渗透失衡造成卵裂球损伤。总的来说，目前活检后卵裂期胚胎的冻存结局仍十分不理想。因此，更多的生殖中心是将卵裂期活检胚胎继续培养1～2 d再冻存。

　　相较于卵裂期胚胎，融合期胚胎致密化现象开始发生，胚胎卵裂球间开始形成各种细胞连接，并且其超微结构和细胞膜特性也有较大改变，使得胚胎骨架呈现更加稳定的双层网状结构，提高了胚胎对冻融过程中渗透压变化的耐受性，同时融合期胚胎细胞膜对水分子和渗透性冷冻保护剂的通透性优于卵裂期胚胎，因此许多研究认为融合期是较适宜的胚胎冷冻阶段。

　　囊胚期是早期胚胎体外培养的最终阶段，目前多数PGD周期选择在此时期进行移植或冷冻。相较于卵裂期和融合期胚胎，囊胚细胞数目更多、体积更小，一方面可以弥补活检造成的滋养层细胞少量丢失对胚胎发育潜能的影响，另一方面冷冻保护剂也更能充分渗透入囊胚细胞内部，因此更易耐受活检后的冷冻复苏操作。已有较多的文献提示，无论在卵裂期活检后培养至囊胚再冻存，还是在囊胚期活检后冻存，与未活检的囊胚相比，两组之间的复苏率和种植率无明显差异。但也有研究显示，活检组囊胚的完整复苏率却显著低于融合期胚胎，说明虽然活检操作不影响囊胚玻璃化冻存复苏效果，但囊胚腔的存在容易导致冰晶的形成，造成囊胚细胞损伤，而这些退化细胞有可能对胚胎种植产生影响。因此，在囊胚冻存前通过机械抽吸或激光打孔等人工方法皱缩囊胚，是目前囊胚玻璃化冷冻的常用策略，以避免因囊腔液冰晶形成导致的囊胚细胞损伤，但其临床应用效果有待进一步研究验证。关于囊胚期是否是最佳的活检胚胎冷冻阶段还存在争议。

（王　丽，金　丽）

参 考 文 献

[1] Caroppo E, Matteo M, Schonauer LM, et al. Basal FSH concentration as a predictor of IVF outcome in older women undergoing stimulation with GnRH antagonist[J]. Reprod Biomed Online, 2006, 13(6): 815-820.

[2] De Rycke M, Belva F, Goossens V, et al. ESHRE PGD Consortium data collection XIII: cycles from January to December 2010 with pregnancy follow-up to October 2011 [J]. Hum Reprod, 2015, 30(8): 1763-1789.

［ 3 ］ De Vos A, Staessen C, De Rycke M, et al. Impact of cleavage-stage embryo biopsy inview of PGD on human blastocyst implantation: a prospective cohort of single embryo transfers［ J ］. Hum Reprod, 2009,24(12): 2988−2996.

［ 4 ］ Faddy MJ, Gosden RG, Gougeon A, et al. Accelerated disappearance of ovarian follicles in mid-life: implications for forecasting menopause［ J ］. Hum Reprod, 1992,7(10): 1342−1346.

［ 5 ］ Geraedts J, Collins J, Gianaroli L, et al. What next for preimplantation genetic screening? A polar body approach!［ J ］Hum Reprod, 2010,25(3): 575−577.

［ 6 ］ Gnoth C, Schuring AN, Friol K, et al. Relevance of anti−Mullerian hormone measurement in a routine IVF program［ J ］. Hum Reprod,2008,23(6): 1359−1365.

［ 7 ］ Hansen KB, Knowlton NS, Thyer AC, et al. A new model of reproductive aging: the decline in ovarian non-growing follicle number from birth to menopause［ J ］. Hum Reprod, 2008,23(3): 699−708.

［ 8 ］ Harper JC, SenGupta S, Vesela K, et al. Accreditation of the PGD laboratory［ J ］. Hum Reprod 2010,25(4): 1051−1065.

［ 9 ］ Harper JC, Wilton L, Traeger−Synodinos J, et al. The ESHRE PGDConsortium: 10 years of data collection［ J ］. Hum Reprod Update,2012,18(3): 234−247.

［ 10 ］ Harton G, Braude P, Lashwood A, et al. ESHRE PGD consortium best practice guidelines for organization of a PGD centre for PGD/preimplantation genetic screening. European Society for Human Reproduction and Embryology (ESHRE) PGD Consortium［ J ］. Hum Reprod, 2011,26(1): 14−24.

［ 11 ］ Harton G, Traeger−Syndinos J, Goossens V. Data from the ESHRE PGD Consortium ［ J ］. Hum Reprod, 2012,27(Suppl 2): ii5−ii16.

［ 12 ］ Harton GL, Magli MC, Lundin K, et al ESHRE PGD Consortium/Embryology Special Interest Group—best practice guidelines for polar body and embryo biopsy for preimplantation genetic diagnosis/screening (PGD/PGS).European Society for Human Reproduction and Embryology (ESHRE) PGD Consortium/Embryology Special Interest Group［ J ］.Hum Reprod, 2011,26(1): 41−46.

［ 13 ］ Keskintepe L, Sher G, Machnicka A, et al. Vitrification of human embryos subjected to blastomere biopsy for pre-implantation genetic screening produces higher survival and pregnancy rates than slow freezing［ J ］. J Assist Reprod Genet, 2009,26(11−12): 629−635.

［ 14 ］ Liu KE, Greenblatt EM. Elevated day 3 follicle-stimulating hormone/luteinizing hormone ratio >or= 2 is associated with higher rates of cancellation in *in vitro* fertilization-embryo transfer cycles［ J ］.Fertil Steril, 2008,90(2): 297−301.

［ 15 ］ Magli MC, Gianaroli L, Fortini D, et al. Impact of blastomere biopsy and cryopreservation techniques on human embryo viability[J]. Hum Reprod, 1999,14(3): 770-773.

[16] Magli MC, Gianaroli L, Grieco N, et al. Cryopreservation of biopsied embryos at the blastocyst stage[J]. Hum Reprod, 2006,21(10): 2656-2660.

[17] McIlveen M, Skull JD, Ledger WL. Evaluation of the utility of multiple endocrine and ultrasound measures of ovarian reserve in the prediction of cycle cancellation in a high-risk IVF population[J]. Hum Reprod, 2007,22(3): 778-785.

[18] Pellestor F, Andreo B, Arnal F, et al. Mternal aging and chromosomal abnormalities: new data drawn from *in vitro* unfertilized human oocytes[J]. Hum Genet, 2003,112(2): 195-203.

[19] Santos MA, Teklenburg G, Macklon NS, et al. The fate of the mosaic embryo: chromosomal constitution and development of Day 4, 5 and 8 human embryos[J]. Hum Reprod, 2010,25(8): 1916-1926.

[20] Scott KL, Hong KH, Scott RT, et al. Selecting the optimal time to perform biopsy for preimplantation genetic testing[J]. Fertil Steril, 2013, 100(3): 608-614.

[21] Scott RT , Upham KM, Forman EJ, et al. Cleavage-stage biopsy significantly impairs human embryonic implantation potential while blastocyst biopsy does not: a randomized and paired clinical trial[J]. Fertil Steril, 2013, 100(3): 624-630.

[22] Shrim A, Elizur SE, Seidman DS, et al. Elevated day 3 FSH/LH ratio due to low LH concentrations predicts reduced ovarian response[J]. Reprod Biomed Online,2006,12(4): 418-422.

[23] Tso LO, Costello MF, Albuquerque LE, et al. Metformin treatment before and during IVF or ICSI in women with polycystic ovary syndrome[J]. Cochrane Database Syst Rev, 2014,(11): CD006105.

[24] Verhagen TE, Hendriks DJ,Bancsi LF, et al. The ccuracy of multivariate models predicting ovarian reserve and pregnancy after *in vitro* fertilization: a meta-analysis [J]. Hum Reprod Update, 2008,14(2): 95-100.

[25] Wilton L, Thornhill A, Traeger-Synodinos J, et al. The causes of misdiagnosis and adverse outcomes in PGD[J].Hum Reprod, 2009,24(5): 1221-1228.

[26] Xu KP, Montag M. New Perspectives on Embryo Biopsy: Not How, But When and Why?[J].Semin Reprod Med, 2012,30(4): 259-266.

[27] Zhang S, Tan K, Gong F, et al.Blastocysts can be rebiopsied for preimplantation genetic diagnosis and screening[J]. Fertil Steril, 2014, 102(6): 1641-1645.

[28] 黄国宁.辅助生殖实验室技术[M].北京:人民卫生出版社,2014.

[29] 黄国宁, 孙海翔. 体外受精-胚胎移植实验室技术[M].北京:人民卫生出版社, 2012.

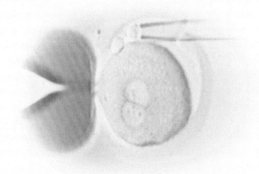

第四章

胚胎植入前遗传学诊断的
疾病类型及拓展

　　染色体异常和单基因遗传病是PGD的两大适应证,染色体异常包括染色体数目异常和结构异常;单基因遗传病是由单个基因突变引起的疾病,其遗传方式按照孟德尔方式遗传。至今发现单基因遗传病近7 000种,累及人体的各个系统。随着临床的需要和技术的进步,PGD已经从遗传性疾病扩展到迟发型疾病、遗传性肿瘤综合征等其他疾病类型,可以起到从源头阻断相关肿瘤或疾病发生的目的,对提高人类健康质量有着积极意义。此外,PGD也被应用于*HLA*基因型检测等非疾病性的PGD,选择与患儿*HLA*配型的胚胎移植,分娩婴儿的脐血可以治疗现存患儿,为HSC移植提供了一个新的途径。

第一节 染色体异常

一、染色体异常概述

染色体（chromosome）是遗传物质——基因的载体。人体细胞染色体数目为46条，其中44条为男女所共有，称为常染色体（autosome）；另外一对为决定性别的染色体，称为性染色体（sex chromosome），男性为XY，女性为XX。一个正常的卵母细胞中有46条染色体，配成23对。在排卵前，初级卵母细胞完成第一次减数分裂，产生次级卵母细胞和第一极体（polarbody），每对染色体一分为二，一半留在次级卵母细胞中，一半被排出卵细胞，留在第一极体内。次级卵母细胞随即进入第2次减数分裂，停止在分裂中期。一个健康的精母细胞也含有46条染色体，排列成23对，经过两次减数分裂，发育为成熟的精子。精子细胞是单倍体，含有23条染色体。当精子与次级卵母细胞相遇后进行受精，卵母细胞同时发生第二次减数分裂，变成含有23条染色体的单倍体——卵子。此时，精子与卵子的各23条染色体形成同源配对，成为合子，即受精卵。卵子受精后即开始有丝分裂，发育成新的拥有正常46条染色体的个体。

染色体异常通常发生在细胞分裂错误时，在细胞减数分裂和有丝分裂过程中都有可能发生。细胞分裂中的错误或者染色体被复制时出现错误都可以导致产生染色体数目减少或增多的细胞。除了染色体内部原因，一些外因也可能增加染色体异常风险。虽然没有确凿的证据表明特定的环境因素导致染色体异常，但环境仍然可能在遗传错误的发生中起作用。

染色体异常遗传病（简称"染色体病"）在人群中的发生率相当高，在自然流产的胎儿中有20%～50%是由染色体异常所导致；在新生儿中染色体异常的发生率是0.5%～1%，是导致新生儿出生缺陷最多见的一类病因。目前已确认的人类染色体异常综合征已达400多种，各种异常核型约3 000种，占出生缺陷总数的0.5%。

染色体病患者通常不能自理生活，部分患者在新生儿期或者幼年夭折。染色体病目前多无有效的治疗手段，但是可以通过产前胎儿染色体检查，明确诊断异常后及时终止妊娠减少染色体病患儿的出生，或者通过胚胎PGD，选择染色体正常的胚胎进行移植，从源头上防止染色体异常疾病患儿的出生。

二、染色体异常疾病

（一）染色体数目异常疾病

染色体数目异常包括整倍体异常和非整倍体异常两类。整倍体异常是染色体数目以染色体组为单位增减，如单倍体、三倍体、四倍体等。染色体数目的改变不是整个染色体组的倍数，而是呈单个或几个的增加或减少，称为非整倍体。在人类，全身的整倍体异常是致死的，流产儿中多见，存活的多是二倍体和整倍体异常的镶嵌体，发生的机制通常是多精受精、异常的二倍体卵子受精，或核内有丝分裂造成的细胞质没有分离引起的。细胞在减数分裂或有丝分裂时部分染色体不分离而不能平均地分配到2个子细胞内会造成非整倍体。这样会出现两种配子，一种配子缺乏某一条或几条染色体，而另一种配子则多了染色体，这两种配子与正常配子结合时，都可以产生非整倍体子代。若在受精后的有丝分裂时期，染色体不分离畸变发生则产生嵌合体，这种不分离发生得越晚，体内正常二倍体细胞所占的比例就会越大，临床症状也会较轻。此外，嵌合体形成的一种方式是由于在细胞有丝分裂的中期至后期，某条染色单体在向一极移动时，由于不明原因滞留在细胞质中被分解消失，造成丢失。

染色体数目异常可以发生在任何一条染色体上，在妊娠早期多数染色体异常胚胎会发生自然流产而被淘汰，仅有6%的染色体异常胎儿可维持宫内生存及分娩出生。能在宫内存活至出生的疾病主要有13，18，21三体及性染色体的数目异常综合征，共同临床特征为生长发育迟缓、性发育或分化异常、先天性智力低下，伴有内脏、皮纹、五官、四肢等方面的多发畸形。

1. 21三体综合征 (trisomy 21 syndrome)

21三体综合征又称先天愚型或唐氏综合征，是人类染色体疾病中最常见的一种。英国医生JohnLang-don Down在1866年首先对此病进行了描述，并以他的名字命名。之后，法国细胞遗传学家Lejeune证实了该病是由于多了一条21

号染色体所致。21号染色体由 51×10^6 bp组成,全长约46 cm,包含 $600 \sim 1\,000$ 个基因,占人类基因组的1.7%,是人类染色体中最小的一条染色体。21三体综合征发生率在新生活婴中占0.7‰ $\sim$ 1.5‰,其中95%是染色体不分离产生的标准型21三体,2%是易位型三体(D、G易位或G、G易位),2%是嵌合型三体。该病的主要临床特征表现为特殊面容、眼距宽、鼻梁扁平、舌大外伸、脸圆而扁平、肌无力及通贯手等。绝大多数患者伴有脏器异常,如先天性心脏病、消化道畸形、白血病等,白血病的发病率为普通人群的10 $\sim$ 20倍。因21号染色体上基因携带量较少,三体型造成遗传物质不平衡程度轻,此类患者常能活到出生甚至成年。其智能障碍程度随着年龄的增长逐渐增加,常在30岁以后出现阿尔茨海默病症状,生活基本不能自理。

一般认为21三体综合征的发生与母亲年龄有关,即母亲年龄越大,出生该患儿的可能性越大。随着女性年龄增长,其卵母细胞的减数分裂停止在双线期的时间延长,所受内外环境因素影响增大,21号染色体发生不分离的概率也增加,导致高龄孕妇生育21三体综合征患儿的概率升高。如果正常人出生时母亲的平均年龄为28.2岁,则21三体综合征患儿母亲的平均年龄为34.4岁,如孕妇年龄20岁时生21三体患儿的概率为1 : 2\,000,35岁时为1 : 300,40岁时为1 : 100,45岁时则升至1 : 50。而男性精原细胞进入减数分裂的周期较短,受外界的影响相对较小,21号染色体发生不分离的概率也小。分子生物学方法证实,21三体中95%的额外染色体源自母亲,只有5%源自父亲。21三体综合征患者的父母通常是染色体正常。如果父母是正常的核型,生育了1名患有21三体综合征孩子,那么生育第2个孩子也患有此综合征的风险约1%。额外的染色体含量可以通过几种不同的方式产生。最常见的原因是一个完整的21号染色体的额外拷贝,从而导致21三体。在1% $\sim$ 2.5%的情况下,体内的一部分细胞是正常的,一部分有21三体,称为嵌合21三体综合征。其他常见21三体的发生因素除与母亲年龄有关外,还与遗传因素、妊娠期用药、环境等有关。此外,也有研究表明,表观遗传因素在21三体的发病中也起一定作用,如缺乏叶酸,可导致DNA发生低甲基化,增加染色体不分离的概率。

2. 18三体综合征 (trisomy 18 syndrome)

18三体综合征又称Edwards综合征,是因为多了一条18号染色体导致患病,是次于先天愚型的第2种常见的常染色体三体综合征,发病率在1/6\,000,并且女婴明显多于男婴，大约有80%是女性胎儿，由Edwards等于1960年首次报道。18三体会导致高频率自发流产，成活婴儿预后很差，常伴随心脏异常、肾脏畸形和一些内脏器官功能紊乱等症状；其他主要的表型特征有智力低下、小头、小颌且张口范围小、腭弓高窄、前额窄、枕部突、低位耳、肾畸形、肌张力增高及手呈特殊握拳姿势等。大多数的18三体病例是由于新发的减数分裂不分离造成的，多数发生在有丝分裂Ⅱ期，其中85%是母源性的，有明显的母亲年龄效应。

3. 13三体综合征 (trisomy 13 syndrome)

13三体综合征又称Patau综合征，是因为多了一条13号染色体导致患病，发病率大约为1/5 000。13三体综合征的大部分病例为标准型13三体，核型为46, XX（或XY）, +13，少数为嵌合型或易位型。13三体综合征的绝大多数胎儿会流产或宫内死亡，患儿出生率不超过5%或1%；如果双亲之一为13q13q易位携带者，由于只能产生13三体或单体的合子，流产率达100%。13三体综合征的患儿80%有前脑无裂畸形，伴随不同程度的中枢神经系统发育缺陷和严重智力低下，其他表型还有中度小头、前额后缩，头皮后顶部常有缺损；眼距宽、小眼畸形、虹膜缺损、视网膜发育不良，以及唇裂和腭裂、多指等。13三体综合征成活胎儿预后很差，平均存活时间7～10 d，仅5%～10%能存活超过12个月，成活时间长的，大多是嵌合型。嵌合型一般症状较轻，易位型通常是不平衡的罗氏易位，以13和14号染色体易位居多，患者有一条der（13q14q）衍生染色体，核型为46, XX, +13, der（13; 14）(q10q10)，造成多了一条13号长臂。

4. 特纳综合征 (Turner syndrome)

特纳综合征也称先天性无卵巢综合征或先天性性腺发育不全，是女性较常见的性染色体异常综合征，为唯一出生后能存活的完全单体疾病，在女性新生儿中的发病率约为1/2 500。Turner于1938年首次报道，1959证实该综合征的女性是缺失了一条X染色体所致。接近99%的特纳综合征患者发生流产，在妊娠的10～14周宫内病死率约为65%。80%的患者唯一的X染色体来自母亲，父亲的精母细胞性染色体不分离造成失去另一条X染色体。特纳综合征典型的临床特征包括条索状卵巢为特征的生殖腺发育不良、原发性闭经、第二性征及内外生殖器发育不全、身材矮小、后发际低和颈蹼。此外，还有肘外翻、面部多痣、宽乳距、心血管畸形及全身骨骼发育不良等。这些症状往往到青春期发育才能被发现,目前对此病各表型的具体发病机制尚不明确。2001年第5届特纳综合征国际研讨会对特纳综合征进行了重新定义,认为特纳综合征是指女性有一条X性染色体缺失(部分或全部)或结构畸变,伴有典型临床特征,染色体核型可以为嵌合型或非嵌合型,核型主要是X染色体单体(45,XO)或嵌合型(45,XO/46,XX)。

5. 克氏综合征 (Klinefelter syndrome)

克氏综合征,全称为克兰费尔特氏综合征。正常男子染色体核型为46,XY。如果男子染色体核型中X增多,就会引起这种疾病,最常见的是47,XXY,其发病率为1%~2%,占出生男孩的1‰。克氏综合征患者在出生时和儿童期与正常人无差别,但是到了青春期,才显露出一些病态,表现为小睾丸,阴茎可有一定程度的发育,但较正常人小。克氏综合征常常表现为性发育不全、胡须、腋毛、阴毛稀少(分布如女性)、无喉结、皮肤细腻。除个别47,XXY/46,XY嵌合体患者外,单纯的克氏综合征患者都患有无精子症或严重少精子症,是男性不育的常见疾病。

6. XXX综合征 (XXX syndrome)

XXX综合征患者染色体组成大多为47条,即47,XXX。该病发生率约为1/2 000,为女性最常见的X染色体异常疾病。男女性减数分裂过程中的性染色体不分离是XXX综合征的遗传学病因,X染色体二体的配子与正常基因型为X的配子结合后产生基因型为XXX的合子。XXX综合征也可能是正常合子形成以后有丝分裂时期发生性染色体不分离,形成由不同基因型细胞组成的个体,即嵌合体。XXX综合征对性分化影响不大,患者一般外表正常,只有少部分患者有智力障碍和精神障碍、卵巢功能异常、间歇性闭经或乳房发育不良。XXX综合征的染色体核型有47,XXX、48,XXXX等,症状的严重程度与染色体的多少有关,X染色体越多,症状就越严重。

(二)染色体结构异常

染色体结构异常是指在减数分裂和有丝分裂的过程中,染色体或染色单体经过断裂—重接或互换,产生染色体畸变及染色单体畸变。其染色体断裂及断裂点的异常重接会导致染色体结构异常。断裂点通常位于染色体上具有重复顺序的DNA部位或者脆性位点。根据不同的断裂点位置以及断裂后片段不同的重接方式,可以将染色体结构异常分为易位、倒位、缺失、插入、环状染色体和等臂染色体等10种畸变。

1. 染色体平衡易位(balanced translocation)

易位指两条或多条染色体之间发生片段交换所引起的染色体重排。相互易位是易位的一种常见方式,两条染色体分别发生一次断裂,相互交换片段后重接,形成两条衍生染色体(derivation chromosome)。两条不同源的染色体发生相互易位后,大多数都保留了原有基因总数,对基因作用和个体发育一般无严重影响,故称平衡易位。因此,在没有破坏断裂点基因的情况下,平衡易位携带者通常不存在遗传物质的增减,不会有异常表型,外貌、智力和发育等通常也是正常的。

但是染色体平衡易位携带者个体在生殖细胞形成时,减数分裂前期Ⅰ的粗线期同源染色体联会时将形成四价体的特殊结构,并以几种不同的方式进行同源染色体分离,包括2∶2分离和3∶1分离。其中2∶2的分离方式又分为相间分离、相邻-1分离和相邻-2分离,除了相间分离产生一种正常的配子和一种平衡易位的配子外,其他分离方式形成配子的染色体都是不平衡,这些分离方式产生的配子与正常配子受精后产生的个体可发生染色体的三体或部分三体、单体或部分单体等,可造成流产、死产或出生畸形儿。平衡易位个体后代出现畸形儿概率取决于其配子携带的不平衡染色体片段的大小及其所含的基因数目和性质,通常不平衡染色体片段越小,所含基因越小,畸形胎儿存活并出生的可能性就越大,而不平衡染色体片段越大,则倾向于表现为复发性流产或者不孕不育。

平衡易位是最常见的染色体结构异常,在新生儿中的发生率为0.2%,在不孕夫妇或有自然流产史的夫妇中这一比例更高。Stern等报道,不孕夫妇中平衡易位发生率为0.6%,在>10个IVF周期失败的病例中达3.2%,而在有>3次孕早期自然流产史的病例则高达9.2%,在需要借助ICSI的不育男性中占2%~3.2%。染色体平衡易位患者流产和生育畸形儿的可能性极高,借助PGD技术可以解决该类患者的生育问题。

2. 罗氏易位

罗氏易位,又称着丝粒融合(centric fusion),是发生于近端着丝粒染色体的一种易位形式。当两个近端着丝粒染色体在着丝粒部位或着丝粒附近部位发生断裂后,两者的长臂在着丝粒处接合在一起,形成一条由长臂构成的衍生染色体;两个短臂则构成一个小染色体,小染色体往往在第二次分裂时丢失,这可能是由于其缺乏着丝粒或者完全由异染色质构成所致。由于丢失的小染色体几乎全部是异染色质,而由两条长臂构成的染色体上则几乎包含了两条染色体的全部基因,因此,罗氏易位携带者虽然只有45条染色体,但表型一般正常,只在形成配子的时候会出现异常,造成胚胎死亡而流产或出生先天畸形等患儿。罗氏易位约占平衡易位的21%,罗氏易位中最常见的类型为der(13;14)(q10;q10),约占全部罗氏易位的75%,其次为der(14;21)。根据发生易位的染色体不同,罗氏易位可以分为同源易位和非同源易位两类。同源罗氏易位携带者,因为在配子形成过程中只能产生两种类型的异常配子,受精后形成单体或三体合子,理论上不能生育正常的下一代。非同源罗伯逊染色体易位携带者,在其配偶染色体结构正常的情况下,理论上可以产生6种不同的合子:1/6正常、1/6平衡易位、2/6三体、2/6单体,这类患者仍有机会生育正常或平衡的易位携带者后代。但是由于非同源易位携带者的配子中只有很少部分是正常的,大部分为异常配子,这些患者很大概率会有不孕不育或发生反复流产、死胎或生育异常儿(如易位型21三体综合征)的情况。有报道称,der(13;14)携带者发生流产的危险性为15%。男性罗氏易位携带者还表现为睾丸生精能力及生育能力下降,13、14号染色体易位者表现尤为显著。有研究表明,罗氏易位在少精、无精患者中的发生率高于正常人群。对那些有生育障碍的罗氏易位携带者进行PGD可以选择正常或平衡的胚胎移植,帮助其获得正常妊娠,达到优生、优育的目的。

3. 染色体倒位(inversion)

倒位是一种染色体重排,单个染色体在内部发生断裂和重排时发生反转,其中染色体的一个部分是反向的。细胞遗传学技术可以检测到倒位,或者可以通过遗传分析推断倒位。倒位有两种类型:臂内(paracentric)和臂间(pericentric)倒位。臂内倒位不包括着丝粒,断裂点在一个染色体臂上发生。臂内倒位不改变两个臂的长度,要用染色体显带技术才能识别。臂间倒位包括着丝粒,染色体上两条臂都有断裂点。臂间倒位则使两个臂的长度出现增减,即使未作染色体显带处理也可观察区分。染色体臂间倒位是常见的异常染色体结构变异之一,在人群中发生率为1%～2%。其中最常见的是9号染色体臂间倒位。已有报道亚洲人群中,9号染色体臂间倒位在中国新生儿中发生率为0.82%,韩国新生儿中发生率为1.9%,日本人群中发生率为1.95%,新加坡胎儿中发生率为1.2%。

只要重排不引起额外增加或缺失的DNA,倒位通常不会引起携带者的任何异常。然而,在减数分裂中,正常的染色体同倒位染色体之间发生交叉互换,会使配子染色体上某一区段缺失或重复,从而造成染色体异常。倒位杂合子在减数分裂时,倒位染色体与正常同源染色体之间的配对遵循同源染色体片段相互配对的原则,形成一个特有的倒位环(inversion loop),当同源染色体的非姐妹染色单体之间发生交换时,将导致不平衡配子的产生而降低生育率。当着丝粒在倒位环的外面,杂合体在减数分裂后期会出现两种染色单体,一条染色单体的两端都有一个着丝粒,同时伴随一个没有着丝粒的断片。两端都有一个着丝粒的染色体移向两极进入子细胞时会被拉断,造成很大缺失,而断片则不能进入子细胞的核内,由此形成的配子往往是死亡的。当着丝粒在倒位环里面,杂合体在环内发生交换后,会使交换后的染色单体带有缺失或重复,可产生4种配子:正常配子、倒位配子和两种倒位片段缺失或增加的配子(q增加/p缺失或P增加/q缺失)。倒位片段的大小与异常配子的产生有关,越长的倒位片段,得到正常配子的可能越大,但生育出畸形儿的风险也越大;越短的倒位片段,得到正常配子的可能越小,发生不孕、流产或死产的风险越高,生育出畸形儿的风险越小。然而,影响异常配子产生的倒位片段大小的具体值并未得到确切的证实。Sutherland等研究认为,女性染色体倒位携带者产生异常配子的风险为10%,男性携带者产生异常配子的风险为5%。

4. 其他类型的染色体结构异常

(1)部分三体综合征:指由一条常染色体的某一片段有3份而引起的染色体病,细胞染色体数是46或47,1～22号染色体的部分三体综合征都有报道,属于常染色体结构异常的综合征。例如,11q部分三体综合征,即在每一个体细胞中11号染色体长臂有3份的染色体病患者。主要临床表现为:精神发育迟滞、短鼻子、人中长、小颌、下唇厚而外翻和男性小阴茎等症状。该三体片段的长度和症状的种类或者严重程度之间没有明显的相关性。

(2)部分单体综合征:整条常染色体的丢失通常是致死的,因而极为罕见，由于易位、环形或缺失导致的一条染色体部分单体则比较多见，细胞染色体数为46。部分缺失可以是长臂部分缺失、短臂部分缺失或长短臂部分都有缺失。部分单体综合征虽然发生率不高，但缺失种类繁多，临床症状也远比部分三体综合征严重，常于婴幼儿期夭折。例如，5p-综合征，即5号染色体短臂部分缺失造成的综合征，又称猫叫综合征。5p-综合征是为最常见的缺失综合征，由Lejeunene等于1963年首次报道，发病率为1/50 000，占小儿染色体病的1.3%，患儿女性多于男性，性别比例为女性：男性=6：5。新生儿期猫叫样哭叫，一年后消失为本病的独特症状。患儿智力低下（智商常低于20）、发育迟滞，其他临床表现还有小头、满月脸、眼裂过宽、内眦赘皮、下颌小且后缩、斜视、生活能力差，约一半患儿有先天性心脏病，大部分患儿可活到儿童期，少数可活到成年。患者的染色体缺失片段大小不一，可由单纯5号染色体短臂缺失，也可由5号染色与其他染色体易位，或环形5号染色体等造成。4p-综合征（又称为Wolf-Hirschhorn综合征）类似5p-综合征，是由于4号染色体短臂缺失引起的具有一系列表型异常的染色体病。可呈尿道下裂、腭裂、严重的精神以及运动障碍、癫痫发作等，该综合征发生频率为1/16.5万，属于非常罕见的部分单体综合征。

（3）染色体不稳定综合征：亦称染色体断裂综合征，主要是DNA修复机制的缺陷或基因组的不稳定性导致染色体稳定性受到破坏，易发生断裂、缺失、重排等问题，进而产生一系列临床与细胞遗传学改变。染色体不稳定综合征是一组遗传性疾病，属于孟德尔遗传的单基因病，通常以常染色体隐性遗传方式遗传。在生长过程中，受影响个体的细胞表现出染色体断裂或不稳定性升高，导致染色体重排。而这些疾病的患者表现出更易罹患白血病或其他恶性肿瘤倾向，多在幼年起病，不仅纯合体而且杂合体也表现为较高的肿瘤易患性。染色体断裂综合征相对少见，现已记载的染色体不稳定综合征有Bloom综合征、共济失调毛细血管扩张症、共济失调毛细血管扩张样病症、范可尼贫血症、色素失调症、奈梅亨断裂综合征、面部异常综合征和塞克尔综合征等。染色体不稳定综合征中发生肿瘤的风险直接与染色体自发断裂的频率有关。

（谈雅静，相玉倩）

第二节　单基因遗传病

　　单基因遗传病是指由单个基因突变引起的疾病,其遗传方式按照孟德尔方式遗传,至今发现单基因遗传病近 7 000 种,累及人体的各个系统,下面将介绍几个主要系统的单基因遗传病。

一、骨骼和结缔组织疾病

　　骨骼和结缔组织疾病是严重影响人类健康的一类系统性疾病,绝大多数疾病的发生都受遗传因素的影响。目前已知的单基因遗传型骨骼系统疾病主要为严重的先天性骨骼系统疾病,这类疾病的治疗往往是外观形态上的校正,而缺乏有效的治疗手段。

　　《美国医学遗传学杂志》最新指南《遗传型骨骼系统缺陷的疾病分类与分型(2010年版)》报告提出,目前已经鉴定的单基因遗传型骨骼系统缺陷疾病包含 456 种,根据影像学特点和致病基因可分为 40 种类型,包括脊椎发育不良、四肢长骨发育不良、骨密度异常、手足并指/趾等临床表现。Warman 等报道,在上述 456 种骨骼系统缺陷疾病中,316 种疾病的 226 个致病基因已被报道。一种疾病可能由多个不同的致病基因导致。例如,成骨不全 II 型,可由 α1 型 I 型胶原蛋白 COLIA1、α2 型 I 型胶原蛋白 COLIA2、软骨相关蛋白 CRTAP 基因突变导致;同一个基因的突变也可能导致不同类型的骨骼系统疾病,如编码成纤维细胞生长因子 III 型受体的 FGFR3 基因,在软骨发育不全、软骨发育欠全和 I 型致死性侏儒等疾病中均有发现该基因的突变位点。

　　根据《遗传型骨骼系统缺陷的疾病分类与分型(2010年版)》定义,一项研究系统性回顾了 1978—2012 年中国生物医学文献报道的 16 099 例遗传型骨骼系统疾病,研究数据显示,我国发病率排在前十位的分别是马方综合征、成骨不全症、纤维发育不良、黏多糖代谢病、多发性软骨性外生骨疣、神经纤维瘤病 1 型、骨硬化病、软骨发育不全、骨软骨瘤病综合征和脆弱性骨硬化症,占遗传型骨骼系统疾病的76.5%（12 312/16 099）。下面主要介绍几种高发病率的疾病。

1. 马方综合征（Marfan syndrome）

马方综合征（OMIM ID＃154700）又称蜘蛛指（趾）综合征，是一种多器官受累的结缔组织遗传病，主要累及骨骼、心血管及眼等多个系统。马方综合征的发病率为0.2‰～0.3‰，男女发病率相等，患者有明确的家族史。临床特征：骨骼系统主要表现为身体瘦长、脊柱侧凸、蜘蛛样指（趾）、关节活动异常等；心血管系统主要表现为主动脉瘤或主动脉夹层、二尖瓣脱垂；眼部主要表现为高度近视或晶状体脱位等。此外，还可以表现为皮肤、肺部等组织器官的异常，如出现切口疝和自发性气胸等。

马方综合征是常染色体显性遗传病，外显完全。该疾病的主要致病基因为*FBN1*（OMIM ID＃134797），定位于15q21.1，基因全长为235 kb，包含65个外显子。*FBN1*基因的编码产物原纤维蛋白1是一种大的糖蛋白，相对分子质量为320 000，是细胞外基质微纤维的主要成分，广泛分布在弹性组织和非弹性组织中。*FBN1*基因的突变率相对较高，20%～35%为新突变所导致的散在病例。目前已经报道了1 000多种马方综合征的突变位点，包括剪切突变、错义突变、小插入或微缺失突变等，其中错义突变最为常见。已报道的*FBN1*基因的大部分突变位点位于该基因的表皮生长因子（epidermal growth factor, EGF）样结构区，突变后影响FBN1蛋白的分泌、运输以及蛋白酶的敏感性发生改变，从而导致基因功能异常。马方综合征的病情进展个体差异大，1/3左右的患者于32岁前死亡，死亡的主要原因大多数是源于心血管病变。目前尚无针对该疾病的特殊治疗方法，主要的治疗方案是防止心血管并发症。1996年，Harton等应用微卫星多态性标记对一对马方综合征夫妇进行了PGD，获得了世界上首例经PGD技术不受马方综合征影响的婴儿。

2. 成骨不全症（osteogenesis imperfecta）

成骨不全症（OMIM ID＃166200）是一种主要累及骨骼、肌腱、筋膜、韧带、牙本质和巩膜等的疾病，典型特征为骨骼脆性增加和骨量减少为主，发病率为（6～7）/10万。根据成骨不全症的临床表现、发病机制和影像学特点，目前将其分为11种亚型，其中Ⅰ～Ⅴ型是常染色体显性遗传方式，约占全部患者的90%。

已有研究表明，*COL1A1*和*COL1A2*基因是Ⅰ～Ⅳ型成骨不全症的主要致病突变位点。*COL1A1*基因定位于17q21.31-q22，*COL1A2*基因在基因组的位置为7q22.1。*COL1A1/COL1A2*基因突变引起Ⅰ型胶原蛋白α链的合成异常，α链不能折叠成紧密的三螺旋结构，最终经内质网—蛋白酶体相关通路降解，导致胶原的过度修饰和胶原前体物质的异常堆积。Ⅱ型成骨不全是所有成骨不全症类型中最严重的一种，为致死性，多在宫内或婴儿早期死亡。Ⅴ型成骨不全症大多是由干扰素诱导跨膜蛋白（interferon inducible transmembrane protein5，IFITM5）基因突变引起的，*IFITM5*基因位于11p15.5，共编码132个氨基酸，编码蛋白在骨组织中高度特异性表达，具体功能不详。另有少数成骨不全症为常染色体隐性遗传方式，目前已经报道的致病突变基因包括4种类型：① *CRTAP*、*P3H1*和*PPIB*等相关基因突变引起胶原脯氨酰3-羟基复合体编码异常，导致Ⅰ型胶原蛋白组装、成熟出现障碍而致病；② *FKBP10*、*SETPINH1*和*PLOD2*等相关基因突变导致胶原分子伴侣蛋白功能障碍；③ *BMP1*基因，BMP1/mTLD缺乏导致前胶原α1链出现功能障碍；④ *SETPINF1*和*SP7*等相关基因突变引起骨组织稳态失衡。

3. 瞬时感受电位香草酸家族4通道蛋白（transient receptor potential cation channel，subfamily Ⅴ，member 4，TRPV4）基因类别的骨骼系统疾病

*TRPV4*基因类别的骨骼系统疾病是《遗传型骨骼系统缺陷的疾病分类与分型（2010年版）》较2006年版新增的一种疾病分类。*TRPV4*基因位于染色体12q24.1，编码的蛋白是非选择性钙离子通道，参与调控成软骨细胞分化及破骨细胞的分化。*TRPV4*基因突变可致常染色体显性的间向性侏儒、Maroteaux型脊椎干骺端发育不良、Kozlowski型脊椎干骺端发育不良、短脊柱畸形和家族性短指关节病。

二、血红蛋白病

血红蛋白病是指由于遗传缺陷导致珠蛋白分子结构或合成数量异常所引起的一类血液型疾病，在我国南方发生频率较高。每个红细胞约有28 000万个血红蛋白分子，血红蛋白分子是一种结合蛋白，由4个亚单位构成，每个亚单位包含一个血红素辅基和一条珠蛋白肽链。血红素辅基由原卟啉环和亚铁原子构成；珠蛋白肽链分为两种：① 类α链（α、ζ链），由141个氨基酸组成；

② 类β链（ε、β、γ、δ），由146个氨基酸组成。上述6种珠蛋白肽链可组成6种不同类型的血红蛋白：Hb Gower 1（ζ2ε2）、Hb Gower2（α2ε2）、Hb Portland（ζ2γ2）、Hb F（α2γ2）、Hb A（α2β2）、Hb A2（α2δ2）。编码类α珠蛋白的基因簇位于16p13（OMIM ID # 141800），编码类β珠蛋白的基因簇位于11p15（OMIM ID # 141900）。临床上可根据珠蛋白肽链的结构异常或合成数量异常将血红蛋白病分为异常血红蛋白病和地中海贫血。

（一）异常血红蛋白病

目前，世界上已发现的异常血红蛋白病有1 000余种。我国异常血红蛋白病总的发生率为0.24%～0.33%，已发现80余种，其中25种是世界首次报道。尽管异常血红蛋白种类很多，但仅有约40%的异常血红蛋白病会对人体有不同程度的功能障碍损伤。下面介绍两种常见的异常血红蛋白病。

1. 镰状细胞贫血

镰状细胞贫血（sickle cell anemia；OMIM ID # 603903）为一种遗传性血液病，发病率为8/10万，是由于编码β-珠蛋白的基因发生突变，N端的第6位氨基酸谷氨酸（Glu）被缬氨酸（Val）取代，导致电荷改变，形成镰状血红蛋白（HbS），代替了正常血红蛋白（HbA）的功能。典型的临床特征包括急性疼痛危象、慢性溶血性贫血和易感染等。在缺氧状态下，HbS会聚结形成长棒状的聚合物，红细胞发生镰变，进而引起血液黏度增高，导致血管梗阻性的继发症状，包括一过性的急性疼痛（骨骼痛、肌肉痛和腹痛等）、局部缺血引起的急性大面积组织损害、心肌梗死等。此外，镰变细胞的变性降低还可引起慢性溶血性贫血。

镰状细胞贫血属于常染色体隐性遗传性疾病，HbS纯合子（HbSHbS）表现为典型的镰状细胞性贫血，大多于30岁之前死亡；杂合子（HbAHbS）具有镰状细胞性状，轻重程度表现不同。

2. 血红蛋白M病

血红蛋白M病（hemoglobin M disorder，HbM），也称高铁血红蛋白症，是由于血红蛋白肽链中与铁原子连接的组氨酸或邻近的氨基酸被其他氨基酸替代，导致部分二价铁离子（Fe^{2+}）还原成三价铁离子（Fe^{3+}），形成高铁状态，从而影响了血红蛋白正常的携氧功能，引起组织缺氧，导致出现继发性红细胞增多和发绀的临床症状。HbM可根据突变肽链的不同分为HBM-α型（OMIM ID

141800）和HBM-β型（OMIM ID # 141900）。HbM系一种罕见的常染色体显性遗传疾病,杂合子HbM的含量在30%以内即可表现出发绀症状。

（二）地中海贫血

地中海贫血是由于珠蛋白基因突变或缺失引起珠蛋白生成障碍,造成α链、β链合成失衡而导致的遗传性溶血性贫血。地中海贫血在热带和亚热带地区高发,非洲、中东、东南亚和地中海人群为易感人群。在我国,地中海贫血多见于南方各省包括广东省、广西壮族自治区、四川省、贵州省和云南省等,母婴病死率很高,给家庭和社会带来了巨大的经济负担和精神压力。根据合成障碍的肽链不同,地中海贫血可以分为α-地中海贫血和β-地中海贫血两类;此外,还有δβ-地中海贫血和γβ-地中海贫血。

1. α-地中海贫血

α-地中海贫血（α-thalassemia, OMIM ID # 604131）是由于α珠蛋白基因突变或缺失导致α珠蛋白肽链的合成受到抑制而引起的一种溶血性贫血,发病率为2.64%。α珠蛋白基因簇位于16p13.3,基因全长约30 kb。根据一条16号染色体上缺失的α基因数目不同,可将α-地中海贫血分为两种类型：α^+地中海贫血（$\alpha^-/\alpha\alpha$）和α^0地中海贫血（$^{--}/\alpha\alpha$）,α^+地中海贫血患者缺失1个α基因,α^0地中海贫血患者缺失2个α基因。α^+地中海贫血和α^0地中海贫血基因型与正常基因型结合可形成多种α地中海贫血杂合子;各种α地中海贫血杂合子基因型相互配对结合又可形成各种纯合子基因型或双重杂合子基因型。α-地中海贫血患者根据体内缺失（或缺陷）的α基因数目的不同,可以分为不同类型,缺失的α基因数目越多,病情越严重。

目前,临床上将α-地中海贫血分为以下4种类型。

（1）HbBart's胎儿水肿综合征（HbBart's hydrops fetalis syndrome）：基因型为α^0地中海贫血纯合子,为α-地中海贫血最严重的一种类型。该疾病是由于16号染色体短臂（16p13）上的4个α珠蛋白基因全部缺失或缺陷,α链完全不能合成,过多的γ链聚合形成γ四聚体（γ4）。HbBart's对氧具有高度亲和力,造成组织获氧减少,严重缺氧的组织导致胎儿水肿,引起死胎或出生后不久死亡。

（2）血红蛋白H病（hemoglobin H disease, HbH, OMIM ID # 613978）：是一类严重威胁人类健康的遗传性血液病,基因型为α^+地中海贫血和α^0地中海贫血的双重杂合。该疾病是由于3个α珠蛋白基因缺失或缺陷,只有少量α链合成,造成β链相对过多,过多的β链聚合形成β四聚体(β4)。β四聚体易被氧化解离成游离的β单链,经沉淀、聚积成包涵体,附着于红细胞的细胞膜上。受损的红细胞膜被脾破坏,引发中等程度或严重的溶血性贫血。

(3)轻型(标准型)α-地中海贫血:缺失两个α基因,间或有轻度贫血,我国患者群的基因型主要是$α^0$地中海贫血杂合子。

(4)静止型α地中海贫血:基因型为$α^+$地中海贫血杂合子,仅缺失一个α基因,无明显临床症状。

值得注意的是,轻型地中海贫血个体间婚配,可有1/4的概率生育HbH病患儿。

2. β-地中海贫血

β-地中海贫血(β-thalassemia, OMIM ID＃613985)是一类由于血红蛋白的β珠蛋白肽链(β链)合成减少($β^+$)或缺失($β^0$)引发的遗传性血液病。地中海沿岸地区和东南亚国家为β-地中海贫血的高发地带,我国β-地中海贫血的发生率约为0.66%。β-地中海贫血可根据患者溶血性贫血的严重程度,分为以下4种类型。

(1)重型β-地中海贫血:患者可能是$β^0/β^0$或$δβ^0/δβ^0$($δβ^0$为融合基因)等纯合子,也可能是$β^0$和$β^+$地中海贫血基因的双重杂合子($β^0/β^+$)。患者β链完全不能合成,或合成很少,导致α链过剩从而沉降到红细胞的细胞膜上,引起红细胞的细胞膜变性,诱发严重溶血反应;同时过多的α链可与代偿性表达的γ链组合形成血红蛋白F(Hb F)($α2γ2$),导致组织缺氧,促进红细胞生成素的大量分泌,刺激骨髓的造血功能,出现"地中海贫血面容"。

(2)中间型β-地中海贫血:基因型一般为$β^+$地中海贫血基因的纯合子,患者的症状介于重型和轻型之间,故称为中间型。

(3)轻型β-地中海贫血:基因型为$β^0$或$β^+$地中海贫血基因的杂合子,无任何明显的临床症状,该疾病的确诊需通过实验室的相关检查。

(4)遗传性胎儿血红蛋白持续存在症(hereditary persistence of fetal hemoglobin, HPFH):是由于出生后β珠蛋白肽链的合成障碍,γ珠蛋白肽链代偿性的持续合成,导致存在过量的γ珠蛋白,两分子α珠蛋白肽链与两分子γ珠蛋白肽链形成HbF($α2γ2$),使得血红蛋白中持续保持高浓度的胎儿血红蛋白

（HbF）。HPFH一般呈常染色体显性遗传方式，无明显的临床症状。

三、神经系统疾病

神经系统疾病是发生于中枢神经系统、周围神经系统、自主神经系统的以感觉、运动、意识、自主神经功能障碍为主要表现的疾病。神经系统遗传病是所有遗传病中最为重要的一类，种类繁多，累及神经系统的遗传病约占目前所发现的5 000多种单基因遗传病中的一半，以神经系统症状体征为主要临床指征的神经系统遗传病约有300余种。神经系统遗传病的发病呈家族性和终身性的特点，致残率、致死率高，大多数患者在30岁前出现症状。神经系统遗传病的病因和发病机制非常复杂，大多数目前尚无完善有效的治疗方法，因此大多数神经系统遗传病预后不良。下面主要介绍几种高发病率的疾病。

1. 亨廷顿病 (Huntington's disease)

亨廷顿病（OMIM ID # 143100）又称为Huntington舞蹈病或遗传性舞蹈病。该病于1872年首次由George Huntington予以描述，是一种遗传性神经退行性疾病，疾病的发生率约为5/10万。亨廷顿病患者的发病年龄从25～70岁，平均发病年龄为38岁，主要表现为进行性加重的运动异常、认知障碍和精神异常，运动障碍是影响早、中期亨廷顿病患者生活质量的主要症状。

亨廷顿病属常染色体显性遗传，致病基因为 *IT15*（OMIM ID # 613004），于1993年被成功克隆。*IT15*基因位于染色体4p16.3区域D4S180和D4S182之间，长约210 kb的片段，包含67个外显子，编码产物为一个长度为3 144个氨基酸的亨廷顿蛋白（htt）。该病起因于 *IT15*基因上1号外显子内编码谷氨酸的多态性三核苷酸［胞嘧啶—腺嘌呤—鸟嘌呤］（CAG）重复序列的异常扩增。正常人体内，CAG重复序列的重复次数 <27；CAG重复序列的重复次数介于27～35次之间时，其本人不发病，但出生子代的CAG重复次数有可能由于进一步扩增导致发病，尤其是在父系遗传因素的情况下；CAG重复序列的重复次数介于36～39次时表现为不完全外显状态，即患者可能有症状也可能完全没有症状；当CAG重复序列的重复次数 >40次时则表现为完全外显状态。通常，CAG重复次数越多，临床症状出现时间越早。亨廷顿病大多具有家族性、致残性、终身性和致死性的特点，患者多在患病后12～15年间死亡。目前为止，还没有任何有效的治疗方法。

2. 结节性硬化症（tuberous sclerosis complex，TSC）

TSC（OMIM ID # 191100），又称Bourneville病，是一种累及多系统的遗传性神经皮肤综合征。典型的临床特征为全身多种组织、器官出现错构瘤样增生，好发于皮肤、心脏、脑部和肾脏等。临床表现为面部血管纤维瘤、色素减退斑、鲨革样斑、心脏横纹肌瘤、智力发育迟缓、癫痫、行为异常、肾血管肌脂瘤、肾囊肿等。TSC是一种发病率较高的单基因遗传病，为常染色体显性遗传，多篇国外文献报道的TSC的发病率为1/6 000～1/10 000，据估计全球的TSC患者接近100万人。目前，临床上尚无有效针对TSC的治疗手段，采取的治疗方案主要是对症治疗，如激光或者冷冻治疗血管纤维瘤，卡马西平、丙戊酸钠等控制癫痫和痉挛的发作等。

TSC临床表现多种多样，病损累及的器官发育来源于内、中、外3个胚层，据此推测TSC的根本病变可能来源于胚胎未分化之前的原始胚层，突变细胞在发育分化过程中扩散到内、中、外3个胚层，最终在所累及的器官中形成不同病变。关于其发病机制，目前发现*TSC1*（OMIM ID # 191100）和*TSC2*（OMIM ID # 191092）两个致病基因，分别于1997年和1993年被克隆，它们均是重要的抑癌基因。*TSC1*基因位于9q34.3，包含23个外显子，其中第1、2外显子不具有编码功能，转录产物全长8.6 kb，编码产物为1 164个氨基酸组成的相对分子质量为130 000的错构瘤蛋白（hamartin）。*TSC1*基因与一种不知功能的酵母蛋白具有同源性，通常是亲水的，在氨基酸127～144处有一个跨膜区域，错构瘤蛋白可广泛表达，在骨骼肌中尤其丰富。*TSC2*基因在基因组的位置为16p13.3，含有42个外显子，其中41个外显子具有编码功能，1个为引导外显子，不具有编码功能。*TSC2*基因总长为44 kb，mRNA全长5.5 kb，编码产物为1 807个氨基酸组成的相对分子质量为190 000的马铃薯球蛋白（tuberin），在多种组织中表达，尤其是脑、心、肾和皮肤。Tuberin蛋白含有7个功能结构域，从N端到C端分别为：① 亮氨酸拉链（LZD），位置在第81～98氨基酸残基处（外显子3）；② 卷曲螺旋结构域1（coiled-coil domain 1，CCD1），在第346～371氨基酸残基处（外显子10）；③ 卷曲螺旋结构域2（CCD2），在第1 008～1 021氨基酸处（外显子26）；④ 转录激活区1（transcription activation domain 1，TAD1），在第1 163～1 259氨基酸残基处（外显子29、30）；⑤ GTP酶激活蛋白域（GTPase-activating protein domain，GAPD）区，在第1 593～1 674氨基酸残基处（外显子34～38）；⑥ 转录激活区2（TAD2），在第1 690～1 744氨基酸残基处（外显子39～40）；⑦ 钙依赖性调节蛋白结合区（calmodulin-binding domain，CaMD），在第1 740～1 755氨基酸残基处（外显子40～41）。

到目前为止，根据人类基因突变数据库（the Human Gene Mutation Database，HGMD）统计，在TSC患者中已发现了900多种突变，其中80%～85%为*TSC2*突变，15%～20%为*TSC1*突变，而在TSC家系中*TSC1*和*TSC2*异常的比例接近1：1。突变在基因内广泛分布，无明显的突变热点，大片段缺失或重复多发生于*TSC2*。*TSC1*基因目前报道了198种突变，包括58种错义和无义突变，25种剪接突变，68种小片段缺失，32种小片段插入，4种小片段插入/缺失，9种大片段缺失，2种大片段插入或重复。*TSC2*基因目前报道了712种突变，包括231种错义和无义突变，95种剪接突变，162种小片段缺失，78种小片段插入，8种小片段插入/缺失，115种大片段缺失，11种大片段插入或重复，12种基因重排。上述突变绝大多数来源于美国、欧洲、日本等人群，国内报道的突变较少。

四、泌尿生殖系统疾病

泌尿系统包括肾脏、输尿管、膀胱和尿道，主要功能是将机体代谢过程中产生的废物或有害物质通过尿液的形式排出体外，以维持机体内环境的相对稳定。泌尿系统遗传性疾病是一组有一定遗传学基础，按照一定遗传方式传递的泌尿系统疾病。患者可表现为血尿、蛋白尿、糖尿、氨基酸尿、酸碱平衡紊乱、高血压、肾功能异常和生长发育异常等。在泌尿系统遗传性疾病中，遗传性肾脏疾病比较多见，而且后果更为严重。下面主要介绍几种常见的泌尿系统遗传性疾病。

（一）多囊肾病

多囊肾病（polycystic kidney disease，PKD）是一种常见的先天性遗传性肾脏病，主要表现为双肾出现多个大小不一的进行性增大的囊肿，破坏肾脏结构和功能，导致终末期肾功能衰竭。依据遗传特征的不同，PKD分为两种类型：常染色体显性遗传多囊肾病（autosomal dominant polycystic kidney disease，

ADPKD；OMIM ID # 173900）和常染色体隐性遗传多囊肾病（autosomal recessive polycystic kidney disease，ARPKD；OMIM ID # 263200）。

1. ADPKD

ADPKD是一种常见的肾脏遗传性疾病，发病率为1/400～1/1 000，我国患者人数已高达150万。ADPKD的主要临床症状是双侧肾脏形成多个进行性生长的液性囊泡，严重损害肾脏结构和功能，约50%的患者到老年时发展为终末期肾功能衰竭。ADPKD存在遗传异质性，目前已知引起该病的致病基因主要有2个，分别为*PKD1*（OMIM ID # 601313）和*PKD2*（OMIM ID # 173910）。约85%的ADPKD患者是由*PKD1*突变所致，约15%的患者是由*PKD2*突变所致。*PKD1*基因位于16p13.3，基因全长约52 kb，包含46个外显子，编码的蛋白质为多囊蛋白-1（polycystin-1，PC1）。PC1相对分子质量为463 000，包含4 302个氨基酸，是一种11次跨膜糖蛋白，氨基末端在细胞外，羧基末端在细胞内。研究表明，PC1的胞内区域有多个磷酸化位点，如S4161和S4252位点等，这些磷酸化位点可被多种蛋白激酶磷酸化，参与细胞内信号转导。胞外氨基末端含有多个功能性结构域，如C2凝集素样结构域、低密度脂蛋白结构域和免疫球蛋白样的PKD功能域等，这些胞外的功能结构域在介导细胞-细胞或细胞-基质之间互作起重要作用。*PKD2*基因定位于4q22-q23，全长68 kb，由15个外显子组成，编码多囊蛋白-2（polycystin-2，PC2）。PC2是一种6次跨膜糖蛋白，有968个氨基酸，相对分子质量为110 000，其氨基末端和羧基末端都在细胞内部。研究发现，PC2与电压激活性钙离子通道具有高度同源性，PC2的信号可以使细胞膜对钙离子的通透性增加。目前已经在初级绒毛、内质网和细胞膜底外侧中发现PC2的存在。

2. ARPKD

ARPKD过去被称为婴儿型PKD，是一种以肾集合管和肝内胆管扩张、畸形及肝脏和肾脏纤维化为特点的遗传性疾病。发病率为（2.5～5）/10万，多数早年夭折，病死率很高。

目前已知的ARPKD的唯一致病基因为*PKHD1*（OMIM ID # 606702），定位于6p21.1-p12，长度约为470 kb，包含86个外显子，编码产物为纤囊素（fibrocystin/polycystin，FPC）。*PKHD1*由于不同的剪接方式形成多种异构体，进而拼接形成从8.5～13 kb长度不等的mRNA序列，最长的开放阅读框

（open reading frame，ORF）包含67个外显子，约12 222 bp，5′端的非编码区长为275 bp，3′端的非编码区包含3 738 bp，Poly A尾巴位于外显子6～7上，长度为17 bp。FPC含有4 074个氨基酸，其羧基末端位于细胞内，包含192个氨基酸，含有3个酪氨酸激酶磷酸化位点；氨基末端位于细胞外，由约3 900个氨基酸组成，含有多个功能结构域，从N端依次为串联的IPT（Ig-like plexin transcription factor）结构域和由PBH1（parallel b-Helix 1 repeats）重复序列组成的TEME类似结构域。*PKHD1*的突变散布于整个基因，没有明显的突变热点。截至目前，文献已经报道了300多种*PKHD1*突变，突变类型包括错义突变、无义突变、插入或缺失（移码）突变和剪接位点突变等。

最近研究发现，FPC家族的新成员——FPC-L（fibrocystin-L）编码基因为*PKHDL1*，与FPC的相似性达到41.5%。FPC-L是一种受体，参与启动细胞内一系列的信号转导，在T细胞高度表达，可能在细胞免疫中发挥重要作用。

（二）Alport综合征

Alport综合征（Alport syndrome，AS）是一种主要表现为镜下血尿、肾功能进行性衰退、耳聋和眼部异常的遗传性肾小球基膜病。1927年，Alport通过家系研究提出其临床特点，1973年，Spear发现编码肾小球、晶体及内耳的基膜Ⅳ型胶原基因突变是AS患者患病的主要原因。AS并非罕见，尤其近10年来随着基因诊断技术的提高及对该病的重视，临床报道逐渐增多。Persson等曾报道瑞典某地区AS的发病率为1/4万，男、女发展至终末期肾衰竭比例为4.9∶1；在我国，AS约占儿童慢性肾衰竭患者的3%。AS患者预后极差，目前尚无根治AS的有效办法。

现已发现AS有3种遗传方式，分别为X染色体显性遗传（OMIM ID # 301050）、常染色体显性遗传（OMIM ID # 104200）和常染色体隐性遗传（OMIM ID # 203780）。现已经明确，无论何种遗传形式的AS，均是由于编码基膜主要成分Ⅳ型胶原α链的基因突变所致。2014年，Wang等已经发现Ⅳ型胶原α3～α5链编码基因*COL4A3*、*COL4A4*和*COL4A5*突变可分别引起不同类型的AS。

X连锁显性遗传型AS最多见，约占85%，致病基因为编码Ⅳ型胶原α5链的*COL4A5*基因（OMIM ID # 303630），位于Xq21-q22，共有51个外显子，大小为140 kb，编码产物Ⅳ型胶原α5链。到目前为止，根据人类基因突变数据库（the

Human Gene Mutation Database, HGMD)统计, 在X连锁显性遗传型AS患者中已发现了688种突变, 突变类型多样, 包括错义突变、无义突变、缺失、剪接位点变异及大片段的基因重组等, 突变位点分布于整个基因, 没有明显的突变热点。X连锁显性遗传的AS有1个亚型累及 *COL4A5* 和 *COL4A6*(OMIM ID # 303631)基因, 即从 *COL4A5* 基因到 *COL4A6* 基因2号外显子的缺失, 目前尚无单独 *COL4A6* 基因突变致AS的报道。

常染色体隐性遗传型AS约占15%, 分别由 *COL4A3*(OMIM ID # 120070)和 *COL4A4*(OMIM ID # 120131)基因突变引起, 其中 *COL4A3* 突变居多, 尚未发现有两者共同引起AS的报道。*COL4A3* 和 *COL4A4* 基因分别编码Ⅳ型胶原α3链和α4链, 都位于2q35-37。临床表型比较严重的AS患者均为 *COL4A3* 基因或 *COL4A4* 基因的纯合突变或复合杂合子突变。截至目前, 在常染色体隐性遗传型AS患者中发现的 *COL4A3* 基因或 *COL4A4* 基因的突变位点已达100多个, 突变类型包括错义突变、无义突变、插入或缺失(移码)突变和剪接位点突变等, 突变类型以单碱基突变为主, 分布在整个基因, 无明显的突变热点。

常染色体显性遗传型AS非常罕见, 是由于 *COL4A3* 或 *COL4A4* 基因的显性失活突变引起的。

五、遗传代谢性疾病

遗传代谢性疾病是代谢功能缺陷的一类遗传性疾病, 大多为单基因遗传病, 由于基因突变导致机体代谢过程中所需要的酶、受体和其他相关因子的结构和功能发生改变, 导致出现相应的临床症状。遗传代谢性疾病病种繁多, 目前已报道的达1 000多种, 约80%属常染色体隐性遗传, 其余为常染色体显性遗传、X连锁遗传或线粒体遗传。绝大部分遗传代谢性疾病为罕见病, 单一病种的发病率低于1/1 000, 但其总体罹患率可达1.3%或更高。这些疾病大多缺乏有效的根治方法, 常导致不可逆转的严重损害, 如早期夭折、智力低下或终身残疾, 给家庭和社会带来巨大的精神压力和经济压力。本文将列举几种常见的遗传代谢性疾病。

1. 苯丙酮尿症(phenylketonuria, PKU)

PKU(OMIM ID # 261600)是一种最常见的先天性氨基酸代谢障碍性疾

病，由于苯丙氨酸（phenylalanine，Phe）代谢过程中苯丙氨酸羟化酶缺乏或不足所致。该病最早于1934年由挪威科学家Folling发现患者尿液中含有大量苯丙酮酸而得名。1947年，Jervis等通过苯丙氨酸负荷实验，发现PKU患者的肝脏组织的上清液不能把苯丙氨酸转化为酪氨酸，导致苯丙氨酸在体内过度累积，从而证实了肝脏内苯丙氨酸代谢障碍与PKU患者的发病有关。一般PKU患者在新生儿期没有明显的临床症状，出生后3～6个月以后开始出现特异性临床表现，如呕吐、语言发育障碍和发育迟缓等。随着年龄的增加，患者的临床症状加重，到儿童期时会出现精神行为障碍、有攻击性行为等，病情严重者出现癫痫和智力低下等。

本病属常染色体隐性遗传，发病率随种族而异，美国的发病率为1/15 000，英国的发病率约为1/10 000，土耳其的发病率为1/2 600，我国的发病率约为1/11 144。*PAH*基因（OMIM ID # 612349）是公认的PKU的主要致病基因。*PAH*基因位于染色体12q23.2，由13个外显子和12个内含子组成，编码蛋白为451个氨基酸的苯丙氨酸羟化酶单体，单体聚合形成具有催化功能的苯丙氨酸羟化酶。目前已经报道了500多种*PAH*基因的突变位点，这些突变位点分布于该基因所有的外显子、内含子和5′/3′端非编码区中，突变类型包括错义突变（60.14%）、无义突变（4.94%）、缺失突变（13.40%）、插入突变（1.76%）、沉默突变（5.94%）和剪接位点突变（10.93%）等（PAHdb；http://www.mcgill.ca/pahdb）。*PAH*基因的突变类型分布和突变频率具有明显的地域性和人群异质性。*PAH*基因突变在我国的分布呈现"北高南低"的趋势，主要集中在黑龙江、辽宁、河北、山东、山西和江苏等省份。

2. 枫糖尿病（maple syrup urine disease，MSUD）

MSUD（OMIM ID # 248600）是一种由于线粒体基质内支链α酮酸脱羧酶（branched-chain α-keto acid dehydrogenase，BCKD）缺乏或不足而导致的遗传性支链氨基酸代谢障碍性疾病，又称支链酮酸尿症。BCKD多酶复合体功能受损，α酮酸脱羧酶受阻，造成支链氨基酸和支链α-酮酸积聚在体内，对脑组织产生神经毒性作用，导致进行性神经退化性病变。该病最早是在1954年由Menkes等发现患者尿液中含有大量α-酮-β-甲基戊酸，具有枫糖浆的气味而得名。MSUD常在婴幼儿时期发病，临床表现缺乏特异性，早期常以呕吐或喂养困难、嗜睡等表现为主；后期常发展为退行性神经病变，如抽搐、昏迷、惊厥、肌张力增高等。MSUD呈常染色体隐性遗传，发病罕见，活产婴儿的发病率约为1/185 000，个别种族发病率有增高现象，如在门诺派教徒人群患病率较高为1/380。

BCKD多酶复合体由支链α酮酸脱羧酶（E1a）、β支链酮酸脱羧酶（E1β）和双氢脂酰转环酶（E2）亚单位组成，其编码基因分别为*BCKDHA*、*BCKDHB*和*DBT*，其中任何一个基因发生突变都会导致此病。根据基因突变，MSUD分为Ⅰa型（OMIM ID # 608348），编码E1α亚基的*BCKDHA*基因突变；Ⅰb型（OMIM ID # 248611），编码E1β亚基的*BCKDHB*基因突变；Ⅱ型（OMIM ID # 248610），编码E2亚基的*DBT*基因突变；Ⅲ型（OMIM ID # 238331），编码E3亚基的*DLD*基因突变，Ⅳ型和Ⅴ型分别为特异性激酶和磷酸酶基因突变型。迄今有关*BCKDHA*、*BCKDHB*、*DBT*的基因突变报道已有150余种，*DLD*基因突变报道较少。

*BCKDHA*基因位于19q13.2，长约28 kb，包含9个外显子，该基因没有明显的突变热点，在某些地区人群如美国宾夕法尼亚州南部地区，*BCKDHA* c.1312T>A（p.Y393N）突变频率较高，该突变预计携带率高达10%。*BCKDHB*基因位于6q14.1，约长240 kb，包含11个外显子，没有明显突变热点，德系犹太人某些突变频率稍高。*DBT*基因位于1p21.2，约长56 kb，包含11个外显子，*DBT*基因部分缺失突变的发生频率稍高。

六、原发性免疫缺陷病

原发性免疫缺陷病（primary immune-deficiency disorders，PID）是指由于免疫器官、免疫细胞（淋巴细胞和巨噬细胞等）以及免疫活性因子等（免疫球蛋白、补体、淋巴因子和细胞膜表面分子）发生结构或功能缺陷引起的一类罕见疾病。该疾病常发生在婴幼儿时期，患者由于免疫反应缺失或降低、机体防御能力下降或缺失，易出现反复感染，严重威胁生命。根据疾病不同的免疫缺陷性质，PID可分为三大类：体液免疫缺陷为主、细胞免疫缺陷为主以及联合性免疫缺陷。此外，巨噬细胞功能缺陷、补体缺陷等非特异性免疫缺陷也纳入PID。在我国，各类PID的确切发病率尚无统计资料，发病率大约为体液免疫缺陷占50%，细胞免疫缺陷占10%，联合免疫缺陷占30%，巨噬细胞功能缺陷和补体缺陷分别占6%和4%。PID的发病原因非常复杂，目前尚未得到完全阐明，但普遍认为与遗传因素有关。迄今已发现PID病种近200种，大多数PID为单基因遗传，多数为常染色体隐性遗传方式，其次为常染色体显性遗传和X-连锁隐性。

1. X-连锁无丙种球蛋白血症（X-linked agammaglobulinemia，XLA）

XLA（OMIM ID # 300755）是人类首次发现的原发性免疫缺陷病，在1952年由Bruton医师首次描述，因此也称Bruton综合征，是第一个被人们鉴别的免疫缺陷病。XLA的发病率约为1/10 000，典型的XLA患者通常在出生后6个月左右开始出现反复细菌感染，体内缺少成熟B细胞，导致免疫球蛋白合成不足。

XLA为X-连锁隐性遗传，大多数情况下男性发病，女性为携带者，但也有男性携带者不发病和女性携带者发病的报道。遗传学分析表明XLA致病基因为*BTK*（Bruton's tyrosine kinase，BTK），在染色体上定位于Xq21.3-q22，基因全长37.5 kb，包含19个外显子，除第一外显子外，其余编码长度为659个氨基酸、相对分子质量为76 000的Btk蛋白。Btk蛋白，即Bruton酪氨酸激酶，为Tec家族的一员，属于胞质酪氨酸激酶，包含多个不同功能的结构域，从N端依次排列：① PH（pleckstrin homology）结构域，包含120个氨基酸；② TH（Tec homology）结构域，约有60～80个氨基酸；③ SH3（Src homology 3）结构域，包含约60个氨基酸；④ SH2（Src homology 2）结构域，约100个氨基酸；⑤ TK（tyrosinekinase）结构域，约280个氨基酸。Btk蛋白在B细胞、髓样细胞和肥大细胞中广泛表达。截至2013年底，HGMD数据库共收录*BTK*基因突变780种，没有明显的突变热点，统计发现没有一种突变等位基因检出率超过3%。*BTK*最常见的突变种类是单个碱基改变导致的错义或无义突变（主要为错义突变），其次是插入或缺失突变，第三是剪切区突变。根据*BTK*突变数据库显示，*BTK*基因突变40%发生在*BTK*的外显子激酶催化（TK）区，20%发生在血小板—白细胞C底物同源（PH）区。中国大陆XLA患者*BTK*基因突变分布与*BTK*突变数据分布相同。

2. Wiskott-Aldrich综合征（Wiskott-Aldrich syndrome，WAS）

WAS（OMIM ID # 301000）是一种罕见的严重的原发性免疫缺陷病，典型的临床症状包括湿疹、血小板数量减少伴体积减小、免疫缺陷三联征，同时患者易患自身免疫性疾病和淋巴瘤等。该疾病在1937年由Alfred Wiskott首次报道，1954年Robert Aldrich等证实该疾病具有X-连锁隐性的特点，因此以此命名。国外对该疾病的报道较多，流行病学数据显示新生儿中WAS的发病率为

1/100万～10/100万。

WAS为X-连锁隐性遗传，大多为男性发病，女性携带，也有女性携带者由于X染色体的非随机失活而发病的报道。遗传学分析表明WAS的致病基因为*WAS*基因（OMIM ID＃300392），于1994年克隆成功。*WAS*基因定位于染色体Xp11.22-11.23，由12个外显子和11个内含子组成，长约9 kb，编码一个包含502个氨基酸的WASp蛋白。WASp蛋白为胞质蛋白，包含多个不同功能的结构域，从氨基末端到羧基末端依次为：WASP同源区-1（Ena-VASP homology，EVH1）结构域、一个短小的B结构域、三磷酸鸟苷酶（guanosine triphosphatase-binding domain，GBD）结构域、聚脯氨酸PP结构域（ployprolinedomain）和VCA（verprolin homology/central/acidic）结构域。WASp蛋白属于肌动蛋白调节因子家族，在造血系统中特异性地高度表达。WASp蛋白是造血细胞中肌动蛋白细胞骨架的关键调节因子，不具有酶活性，参与淋巴细胞和骨髓细胞等细胞的发育、迁移、活化、细胞毒性和吞噬等；作为支架蛋白介导细胞内肌动蛋白细胞骨架动态变化和胞膜内外信号的转导。此外，研究报道指出，WASp蛋白参与调控肿瘤尤其是淋巴系统肿瘤的发生发展。

截至目前，HGMD数据库已收录了300多种*WAS*基因突变，突变位点分布于整个基因上，已经明确了6个突变热点，分别为168C>T（T45M）、290C>N/291G>N（R86C/H/L）、IVS6+5G>A、665C>T（R211X）、IVS8+1G>N和IVS8+1→+6del GTGA。突变类型多样，包括错义突变、无义突变、插入或缺失（移码）突变和剪接位点突变等。大部分错义突变发生在第1～4外显子，多数无义突变、移码突变和剪接位点突变发生在第6～11外显子。不同类型的突变位点、突变发生在*WAS*基因不同的功能结构域，导致WAS患者不同的临床表型，包括典型的WAS、X-连锁血小板减少症、间歇性X-连锁血小板减少症和X-连锁粒细胞减少症等。

七、皮肤系统疾病

皮肤位于人体最表面，是人体最大的器官。皮肤具有多种生理功能，首先作为物理屏障，人体的第一道防线，保护机体内部的组织器官等免受外界物理、化学和微生物等的刺激，同时皮肤具有吸收、感觉、分泌排泄、调节体温、代谢和免疫功能等。目前,因遗传导致的皮肤病有300多种,其中170多种单基因皮肤病已确定其致病基因。下面主要介绍几种发病率较高的单基因遗传病。

1. 寻常性鱼鳞病 (ichthyosis vulgaris)

寻常性鱼鳞病(OMIM ID # 146700)又称单纯型鱼鳞病,国际上报道其发病率为1/250~1/5 300之间,我国发病率约为0.23%。寻常性鱼鳞病患儿在刚出生时临床症状不明显,出生数个月后起病。皮损好发于背部和四肢伸侧,尤其是小腿伸侧,也可累及掌跖;肘窝、腋窝、腘窝等部位极少累及。典型寻常性鱼鳞病患者皮肤粗糙、干燥,出现褐色至深褐色菱形或似鱼鳞状的鳞屑,一般呈对称分布。

寻常性鱼鳞病是常染色体显性遗传病,外显不全。丝聚合蛋白基因(filaggrin, FLG; OMIM ID # 135940)是该疾病的主要致病基因之一,定位于染色体1q21,该基因包含3个外显子,其中第1和第2外显子较小,第3外显子非常大(近12 kb),编码绝大多数氨基末端S100结构域、B结合区域以及10~12个丝聚蛋白重复序列,重复序列之间在DNA水平的同源性接近100%,使得传统的PCR测序法不能对其进行精确测序。鉴于该基因结构的特殊性,Sandilands等设计了特异性PCR引物,将FLG基因第3外显子分为彼此有重叠的8个片段分别进行扩增,从而完成了对FLG基因的精确测序。此外,研究表明,FLG基因也是异位性皮炎、哮喘和过敏性鼻炎的易感基因。目前文献报道的FLG基因突变已经有20余个,突变发生频率具有种族差异,亚洲人常见的突变位点是C7661G(S2554X)和3321delA。寻常性鱼鳞病目前尚无有效治疗方法。根据常染色体显性遗传特点,一般情况下,父母一方为患者(杂合子基因型),其子女的患病风险为50%,男女机会相同。若已知家系及当地散发人群FLG基因的突变位点,则可通过基因诊断和产前诊断达到优生优育。

2. 单纯型大疱性表皮松解症 (epidermolysis bullosa simplex, EBS)

EBS是一类遗传性皮肤病,患者皮肤或黏膜上皮脆性增加,受轻微摩擦或碰撞就会出现水疱。根据皮肤病学和组织病理学将常见EBS分为4个临床亚型,包括局部性EBS(EBS-loci,又称Weber-Cockayne型)、Dowling-Meara型(EBS-DM)、斑驳色素沉着型(EBS-with mottled pigmentation, EBS-MP)和Koebner型。EBS的发病率为1/3万~1/5万,不同亚型的EBS发病率不同,其中局部性EBS发病率最高,EBS-DM和Koebner型较少见,EBS-MP非常罕见。

EBS是典型的遗传异质性疾病,有常染色体显性遗传和常染色体隐性遗传方式。EBS主要是由于角蛋白基因*K5*(Keratin 5, KRT5; OMIM ID # 148040)或*K14*(Keratin 14, KRT14; OMIM ID # 148066)突变导致角蛋白结构缺陷所致。*KRT5*基因位于人染色体12q13,包含8个外显子,编码一个长度为590个氨基酸的Ⅱ型角蛋白5;*KRT14*基因位于人染色体17q12-q21,包含8个外显子,全长5.8 kb,编码产物为472个氨基酸长度的Ⅰ型角蛋白14,为一种胞外蛋白。两个基因突变的外显率为100%。*KRT5*或*KRT14*突变将导致皮肤对微弱摩擦的抵抗力减弱,诱发水疱后形成EBS。突变的类型和位置导致氨基酸改变,由此引起的化学性质变化的程度决定水疱表型的严重程度和遗传方式。Yasukawa等通过对17例日本和2例韩国EBS患者进行突变分析发现,在日本和韩国EBS患者中,*KRT5*上的突变比例(78%)高于*KRT14*(21%)。

3. 营养不良型大疱性表皮松解症(dystrophic epidermolysis bullosa,DEB)

DEB是遗传性大疱性表皮松解症的一种严重类型,水疱的形成部位在真皮表皮交界下方的致密板下层。DEB有两种遗传方式,包括常染色体显性遗传(RDEB,OMIM ID # 131750)和常染色体隐性遗传(DDEB,OMIM ID # 226600)。按照临床特征、遗传模式和超微结构等将DEB分为重症广泛型隐性DEB、其他广泛型隐性DEB和显性DEB。DEB在美国人群的发生率是0.65/10万,显性DEB的发生率大约是0.29/10万,隐性DEB的发病率为(0.04~0.06)/10万。

Tang等研究证实*COL7A1*基因(OMIM ID # 120120)为DEB的致病基因。人*COL7A1*基因定位于3p21.3,编码2 944个氨基酸长度的胶原蛋白α-1(Ⅶ)链。*COL7A1*基因在角质细胞中表达,包括表皮角质细胞。Ⅶ链包含了一个中心三螺旋区结构。其特征是Gly-X-Y的连续重复,以显性方式遗传的DEB突变位点多与此区域有关。常染色体显性DEB主要是错义突变,这些突变会影响胶原蛋白Ⅶ组装成三螺旋(二级结构),进而影响细胞内结构的形成。常染色体隐性DEB主要是无义突变,将导致胶原蛋白Ⅶ功能缺失、锚定蛋白纤维缺失,进而导致最严重的DEB。常见的*COL7A1*基因突变有种族特异性但并无明显的热点突变。

4. 少汗性/无汗性外胚层发育不良(hypohidrotic/anhidrotic ectodermal dysplasia,EDA)

EDA(OMIM ID # 305100)是一种临床上罕见的遗传性皮肤病,典型的临床特征包括无汗或少汗、毛发稀疏或全秃、少牙或牙形态异常等三联征，外胚层起源的组织如汗腺、毛发及牙齿等发育异常。EDA发生率约为1/10万，无种族差异，男性多于女性。本病早期病死率为30%，50%在儿童期受严重症状的困扰，部分患儿可因感染、发热而夭折。

遗传因素为该病发生的主要因素，90%以上的患者有家族史。90%的患者是X染色体连锁隐性遗传，少部分患者是常染色体显性或隐性遗传。研究证实，EDA（OMIM ID # 300451）基因为该疾病的致病基因，定位于 Xq12-q13.1，包含9个外显子，编码391个氨基酸。EDA基因存在较大的遗传异质性和种族差异，目前已经报道了与EDA疾病相关的突变类型100多种，95%的突变位点都位于1、3、5、8、9外显子上。基因突变后，造成细胞膜蛋白上的相应蛋白缺陷，导致胚胎外胚层发育障碍，由外胚层起源的器官异常。

5. 有汗性外胚层发育不良（hidrotic ectodermal dysplasia，HED）

HED（OMIM ID # 129500）又称Clouston综合征，是一种临床少见的遗传性皮肤病，以掌跖角化过度、毛发缺陷和甲发育不良为主要特征。发病率为（1～10）/10万。Chitty等报道，Clouston综合征的临床表现除以上三大主要特征外，还可合并其他症状，如先天性白内障、耳聋、智力低下及杵状指等，具有临床多样性。Clouston综合征是一种罕见的疾病，多见于法籍加拿大人。

HED是常染色体显性遗传病，外显率为100%。研究表明，GJB6（gap junction beta-6；OMIM ID # 604418）基因为该疾病的致病基因。GJB6基因位于13q12.11，含有一个外显子，编码产物为连接蛋白30（connexin 30，Cx30）。Cx30为一种跨膜蛋白，广泛分布于掌跖皮肤、耳蜗、气管和甲状腺等组织器官。Cx30和连接蛋白家族的其他成员形成六聚体的缝隙连接通道（connexons），该结构也称为半通道（hemichannel）。GJB6基因突变阻碍Cx30正常功能的执行，造成半通道功能异常，影响细胞间物质交换，进而引起相应的组织学改变和临床症状。截至目前，在HED患者中已发现4种GJB6基因突变：① c.31G>A（p.G11R）突变，导致Cx30蛋白的氨基末端插入了一个精氨酸；目前发现的HED患者大部分是由于该种类型突变导致；② c.110T>A（p.V37E）突变，该突变导致在Cx30蛋白的第1个跨膜区缬氨酸被谷氨酸代替，该突变在我国患者中尚未见报道；③ c.263C>T（p.A88V），该突变使得Cx30蛋白的第2个跨膜区插入了1个高疏水性的氨基酸，引起氨基酸序列改变；④ c.148G>A（p.D50N）突变,该突变位点发生在Cx30的第一个胞外区,天冬酰胺代替了天冬氨酸,该突变也尚未在我国患者中发现。

(相玉倩,谈雅静)

第三节 其他疾病类型拓展

一、遗传性肿瘤

肿瘤的发生,受遗传因素和环境因素的共同影响,其中遗传因素在一些肿瘤的发生中起重要作用,这种作用在遗传性肿瘤上表现最明显。基因组学和测序技术的发展,使得人类发现肿瘤遗传基因的步伐大大加快。遗传性肿瘤占所有肿瘤的5%～10%。染色体和基因异常,特别是常染色体及其上的基因突变,包括抑癌基因、DNA修复基因、癌基因和血管生成相关基因等使某些肿瘤发生、发展的机会大大增加。

肿瘤发病率高、种类多、病死率高,危害程度大,目前尚缺乏有效、普适的治疗手段。生殖遗传技术的发展和成熟,使得将肿瘤致病基因的诊断提前到胚胎植入母体子宫前进行,利用基因检测技术指导生育选择,可以起到从源头阻断相关肿瘤或疾病发生的目的,对提高人类健康质量有着积极意义。Offit等报道,目前已在遗传性乳腺癌—卵巢癌综合征、结直肠癌等显性遗传性肿瘤疾病中开展PGD和传统的产前基因诊断(见表4-3-1)。

1. 遗传性乳腺癌—卵巢癌综合征 (hereditary breast-ovarian cancer syndrome, HBOCS)

卵巢癌是妇科病死率最高的恶性肿瘤。在全球范围内,每年约有20万新增诊断病例,12万～13万女性死于该疾病。流行病学调查发现,约10%的卵巢癌表现出家族遗传性倾向,其发生与某些基因变异有关,属于遗传性卵巢癌综合征。HBOCS是遗传性卵巢癌综合征的一种常见临床类型,具有遗传倾向,通常指一个家庭中有2个一级亲属或1个一级亲属和1个二级亲属患卵巢癌或乳

表4-3-1　已开展PGD的肿瘤易感性综合征

综合征	涉及基因	主要肿瘤风险	肿瘤发生风险（发病年龄段）	预防肿瘤的有效方法
遗传性乳腺癌—卵巢癌	*BRCA1*、*BRCA2*	乳腺癌、卵巢癌、前列腺癌、胰腺癌	50%～80%乳腺癌；20%～40%卵巢癌（成年）	早期监测、风险减少性乳房切除术
遗传性非息肉结直肠癌	*MLH1*、*MSH2*、*MSH6*、*PMS2*	结肠癌、子宫内膜癌、卵巢癌、肾盂/输尿管/胰腺/胃/小肠/肝胆肿瘤	70%～90%结肠癌；30%～60%子宫内膜癌（青少年—成年）	早期监测，风险较小性手术
家族性腺瘤样息肉病	*APC*	结肠癌、肝母细胞瘤	100%结肠癌（青少年）；1.6%肝母细胞瘤（儿童）	早期监测，青少年结肠切除术
Gorlin综合征	*PTCH*	基底细胞癌、髓母细胞瘤	90%基底细胞癌（儿童—成年）；5%髓母细胞瘤（儿童）	避免阳光暴晒和辐射
Li-Fraumeni综合征	*TP53*	软组织肉瘤、骨肉瘤、乳腺、脑肿瘤,肾上腺皮质肿瘤、白血病	90%～100%（儿童—成年）	尚不明确
多发性内分泌腺瘤2A型	*RET*	甲状腺髓样癌、嗜铬细胞瘤	95%～100%甲状腺髓样癌（儿童—成年）；50%嗜铬细胞瘤	早期监测，预防性甲状腺切除
神经纤维瘤病1型	*NF1*	外周神经鞘瘤,视神经胶质瘤、脑肿瘤、白血病	10%外周神经鞘瘤（最普遍）（儿童—成年）	早期监测
神经纤维瘤病2型	*NF2*	前庭神经鞘瘤、脑膜瘤、脊髓肿瘤,皮肤肿瘤	100%前庭神经鞘瘤（青少年—成年）	早期监测
横纹肌样瘤易感性综合征	*hSNF5*	横纹肌样瘤、脉络丛肿瘤、髓母细胞瘤,原始神经外胚层肿瘤	100%（婴儿）	尚不明确
视网膜母细胞瘤	*RB1*	视网膜母细胞瘤,松果体瘤、骨肉瘤、黑色素瘤	90%视网膜母细胞瘤（婴儿—儿童）；50%骨肉瘤（青少年—成年）	早期监测

续 表

综合征	涉及基因	主要肿瘤风险	肿瘤发生风险（发病年龄段）	预防肿瘤的有效方法
结节性硬化症（TSC）	*TSC1*、*TSC2*	肾细胞癌，室管膜瘤、室管膜下巨细胞星形细胞瘤	5%～14%脑瘤（儿童—成年早期）；<1%恶性血管平滑肌脂肪瘤<3%肾细胞瘤（成年早期）	早期监测
Von Hippel-Lindau病	*VHL*	肾透明细胞癌、嗜铬细胞瘤、胰腺胰岛细胞癌	40%肾细胞癌；10%～20%嗜铬细胞瘤；5%～10%胰岛细胞（成年早期）	早期监测

注：本表引自 Offit K, Sagi M, Hurley K. Preimplantation genetic diagnosis for cancer syndromes: a new challenge for preventive medicine[J]. JAMA, 2006,296(22): 2727-2730

腺癌。HBOCS 主要临床表现为：患者两侧乳房不对称；乳头回缩，有异常分泌物和排液；乳房皮肤呈橘皮样改变；乳头或乳晕处出现表皮糜烂、湿疹样改变；乳房显著增大、红肿，变化较快；乳房缩小，乳头位置抬高；腋窝淋巴结肿大，可感到腋窝内有物体挤压感。患者晚期乳房局部可破溃形成溃疡，锁骨上淋巴结肿大，上肢肿胀、疼痛。

Petrucelli 等研究发现，80%～90%的 HBOCS 患者由 *BRCA1* 或 *BRCA2* 基因突变引起，其他如 *TP53*、*PTEN*、*CDH1*、*ATM*、*CHEK2* 和 *PALB2* 等抑癌基因变异也可导致 HBOCS。Welcsh 等报道，*BRCA1* 基因位于染色体 17q21，*BRCA2* 基因位于染色体 13q13，两个基因均属于抑癌基因，其编码的蛋白质参与转录调控、DNA 修复和细胞周期调节等，可促进 DNA 损伤细胞凋亡，并抑制细胞发生癌变。目前已发现的 *BRCA1/2* 的突变有数百种之多，除了增加女性患乳腺和卵巢癌风险，还包括增加罹患输卵管癌和腹膜乳头状浆液癌的风险。男性中，基因突变增加前列腺癌风险。其他一些癌症也与这两个基因突变有一定联系，包括胰腺癌、男性乳腺癌、子宫颈癌和结直肠癌。

根据《中国抗癌协会乳腺癌诊治指南与规范（2013版）》，HBOCS 诊断标准[a,b]如下所示。

（1）存在血缘关系的相关亲属中有 *BRCA1* 或 *BRCA2* 基因变异的携带者。

（2）符合如下至少一个条件的乳腺癌患者[c]：① 发病年龄 ≤ 45 岁；② 发病年龄 ≤ 50 岁，且有一个存在血缘关系的近亲[d]发病年龄 ≤ 50 岁的乳腺癌患者和/或至少一个近亲为任何年龄的卵巢上皮癌/原发性腹膜癌/输卵管癌患者；③ 单个个体患两个原发性乳腺癌[e]，且首次发病年龄 ≤ 50 岁；④ 不考虑发病年龄，至少 2 位存在血缘关系的近亲患有任何发病年龄的乳腺癌和/或卵巢上皮癌、原发性腹膜癌和输卵管癌；⑤ 男性血缘关系较近亲属患有乳腺癌；⑥ 患者合并卵巢上皮癌、原发性腹膜癌、输卵管癌疾病史。

（3）卵巢上皮癌、原发性腹膜癌和输卵管癌患者。

（4）男性乳腺癌患者。

（5）具有以下家族史：① 存在血缘关系的一级或二级亲属中符合以上任一条件；② 存在血缘关系的三级亲属中有至少两名乳腺癌患者（至少一名发病年龄 ≤ 50 岁）和/或卵巢上皮癌、原发性腹膜癌、输卵管癌患者。

注：

a. 符合至少一个条件提示可能为 HBOCS，应进行专业性评估。调查患者的家族史时，父源和母源亲属的患癌情况应单独考虑。早发型乳腺癌和/或任何年龄的卵巢上皮癌、原发性腹膜癌、卵管癌提示可能为 HBOCS。此外，在一些 HBOCS 的家系中，还涉及前列腺癌、胃癌、胰腺癌和黑色素瘤。

b. 其他考虑因素：如果女性一级或二级亲属少于 2 名，或者女性亲属的年龄 >45 岁，在这种情况下携带变异的可能性往往会被低估。此外，发病年龄 ≤ 40 岁的乳腺癌三阴性患者，应考虑行 *BRCA1* 或 *BRCA2* 基因变异检测。

c. 乳腺癌包括导管内癌和浸润性癌。

d. 近亲指一、二、三级亲属。

e. 两个原发性乳腺癌指双侧乳腺癌，或者同侧乳腺的至少两个不同来源的明确的原发性乳腺癌。

2. 遗传性非息肉结直肠癌（HNPCC）

HNPCC 占所有结直肠癌患者总数的 2%～5%，又称 Lynch 综合征。HNPCC 常发生在直肠和近端结肠，以右半结肠癌为主，常伴发肠道外癌症，如子宫内膜癌、肾脏肿瘤、胃癌和卵巢肿瘤等。Lynch 等的系列研究显示，确诊 HNPCC 的家系中，成员患结直肠癌的风险可达 60%～85%。

HNPCC属于常染色体显性遗传病,外显率为90%,不伴有广泛性肠息肉病,其特征为:结直肠癌发生较早,且有家族性聚集的倾向。HNPCC是由于DNA错配修复(mismatch repair, MMR)基因(包括 *MLH1*、*MSH2*、*MSH6* 和 *PMS2* 等)发生突变所导致的一种综合征,其中 *MLH1* 和 *MSH2* 的生殖细胞系突变占所有突变的90%,*MSH6* 占7%~10%,*PMSL2* 为5%。

DNA错配修复基因主要起DNA碱基相互不配对时修复功能,其功能缺失造成微卫星区域的连续插入和删除,表现为微卫星不稳定性(microsatellite instability, MSI)。在50%~86%的HNPCC及15%~20%的散发性结肠癌中可检测出MSI。

HNPCC研究国际合作组制定了该病的最低诊断标准,亦称为Amsterdam标准:① 家族成员至少有三人患结直肠癌,且其中一人与其他两人是一级亲属;② 家族中至少有两代垂直传递患者;③ 家族中至少有一名结直肠癌或HNPCC患者诊断年龄<50岁;④ 家族性腺瘤样息肉病不包括在结直肠癌内。

按照Amsterdam标准,HNPCC并不罕见,在结直肠癌中占1%~5%,因为该标准不够灵敏,约有39%携带HNPCC致病基因突变的患者并不符合这一标准。另外,该标准未考虑结肠外恶性肿瘤的重要性,所以应用这一标准时,该病的诊断率较低。

二、PGD和HLA配型

目前,PGD已经从单纯阻断遗传疾病,发展到HLA基因型检测等非疾病性的PGD。HLA是人类最强的同种抗原,是主要组织相容性抗原(major histocompatibility complex, MHC)之一,具有种系特异性,分布于所有有核细胞的表面,用于将细胞中加工的多肽递呈至细胞表面,以激活免疫细胞,在调节和行使免疫应答正常功能中发挥重要作用。HLA复合体在免疫系统识别自我和非我过程中发挥关键作用,从而包括机体免遭微生物侵害。

HLA 基因簇位于人染色体6p21.31,全长约3.6 Mb,是人类最具多态性的遗传系统,有超过7 500个SNP位点,该区域包括超过239个基因座,其中有128个功能性基因,至少50余个基因座和免疫调节有关。此外,近百种疾病与 *HLA* 基因多态性相关。根据其编码HLA分子的多态性、分布和功能不同,其分子

可分为三大类：HLA-Ⅰ、HLA-Ⅱ和HLA-Ⅳ。Ⅰ类分子由HLA-A、HLA-B和HLA-C等组成，位于复合体远端，表达于几乎所有有核细胞表面；Ⅱ类分子由HLA-DR、HLA-DQ和HLA-DP等组成，位于近着丝粒区，仅表达于B细胞、单核细胞、T细胞等涉及免疫应答的细胞表面；Ⅲ类分子存在于Ⅰ、Ⅱ类分子之间（见图4-3-1）。HLA复合体与种族、民族和群体有关，是一类遗传标志物，可表现为对同一疾病的不同易感性。HLA不仅与许多疾病特别是自身免疫性和感染性疾病的发生密切相关，而且在HSC移植和器官移植后发生的急性排斥反应和抗宿主反应中起重要作用。

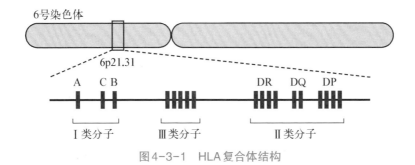

图4-3-1　HLA复合体结构

近年来，国内外机构对植入前胚胎进行单基因遗传病的PGD检测联合HLA配型，选择与患儿HLA配型的胚胎进行移植，使用分娩胎儿的脐血治疗患儿，为脐血干细胞移植提供新的途径。

1. 脐血干细胞移植

脐血干细胞移植可以治疗淋巴瘤、白血病、地中海贫血等多种疾病，可使得患者造血和免疫功能重建。Knudtzon等于1974年首先发现脐带血中存在各系HSC。随后学者们对此进行广泛的研究，发现脐血中干细胞较骨髓丰富、体外增殖能力强、淋系祖细胞含量少等生物学特性。1989年，Gluckman等用HLA配型脐血治疗了1例范可尼贫血（Fanconi anemia）的5岁患儿获得成功。之后脐血干细胞移植在多个国家相继开展，并广泛用于多种良恶性血液病的治疗。脐血干细胞具有较强的再生增殖能力，移植物抗宿主病发生率很低，而且脐血采集过程相对简单，对新生儿也无任何损害，所以近年来脐血干细胞移植的应用也逐渐普及起来。

2. PGD筛选HLA配型胚胎

虽然相对其他HSC移植技术，脐血干细胞移植适应证较广泛，而且来源较丰富，但该技术的主要应用障碍依然是HLA匹配脐血来源困难。移植成功的关键取决于供者和受者间的HLA型是否相配。同胞HLA相同型别的概率理论上为1/4，但目前国内小家庭的增加，HLA型别相同的机会一般不超过15%，特别结合我国国情，之前实施很久的独生子女政策使得在同胞供者的来源受到限制。非亲缘关系的志愿者中随机HLA配型率一般在几百分之一到万分之一，在非常罕见的HLA配型中，概率甚至至几十万分之一。非血缘供者的寻找平均需花费半年的时间。因而，HLA随机供体在国内尚未满足患者移植的需求。此外，同卵双生者之间移植较同胞间、较非亲属供者间的移植成功率高，移植物抗宿主病（graft-versus-host disease，GVHD）的发生可能低，其发生严重程度也相对减弱。所以，对有HSC移植需求的家庭，开展植入前胚胎的HLA型别检测，最终选择HLA型别匹配的胚胎进行移植，从而提供脐血干细胞，以治疗患者同胞，是目前发展脐血干细胞移植较为有效的途径。

通常，IVF-ET周期过程中平均可获得约10个胚胎，一般选择匹配胚胎的概率为1/4，因此，理论上至少有一个胚胎符合要求。PGD的选择由于完成于胚胎植入前，因此，无须因为胎儿携带致病变异而行流产，规避了传统产前诊断时孕妇需要承受的终止妊娠的痛苦和风险。同时，PGD还可防止患儿的再次出生。随着生殖医学技术的发展和临床需求增加，PGD已从诊断遗传疾病扩展到非疾病性诊断，开展HLA配型和遗传病的PGD检测，选择与患儿HLA配型一致，且不患病的胚胎移植，于分娩时可使用新生儿脐血用于治疗现存患儿。

2001年，Verlinsky等报道了世界第1例同时完成范可尼贫血PGD诊断和HLA基因配型的案例。范可尼贫血是一种常染色体隐性遗传性疾病，表现为遗传性骨髓衰竭、先天性畸形和白血病易发倾向。范可尼贫血是一种遗传异质性疾病，致病基因涉及*FANCA*、*FANCB*、*FANCC*、*FANCD*和*FANCE*等。Verlinsky等报道的这对夫妇均为*FANCC*基因IVS4+4A>T剪接突变携带者，他们6岁的女儿因该突变位点纯合而患病。研究者共施行4个IVF周期，获得33个受精胚胎，分别对致病变异和HLA相关型别进行检测，发现6个胚胎为*FANCC*IVS4+4A>T纯合突变，6个胚胎为纯合野生型，19个胚胎为突变携带者。19个突变携带者胚胎中有5个胚胎*HLA-A*和*HLA-B*与患儿配型匹配。最终，经过4个胚胎移植周期，该家庭最终分娩了一名致病变异携带者婴儿，并为同胞患者进行了脐血干细胞移植，使患儿成功获得造血功能重建。

　　β-地中海贫血症（β-thalassemia）是一种常染色体隐性遗传疾病，由于β-珠蛋白基因缺失或突变而引起的一组溶血性贫血。地中海贫血症是我国南方地区发病率最高，影响最大的遗传病之一。重度β-地中海贫血患者需要长期输血以维持生命，HSC移植是当前根治本病的唯一方法。在过去的30年中，产前诊断被广泛用于诊断地中海贫血症。此外，对于该疾病的骨髓干细胞移植治疗也取得巨大进展，然而由于HLA配型相合的干细胞来源的限制，使得PGD成为地中海贫血症患者父母的一个关键选择。PGD用于地中海贫血症诊断已有近20年的历史，PGD联合HLA配型不仅可以使夫妻避免再次生育地中海贫血症患儿，而且可以帮助其生育可能与地中海贫血症患儿HLA配型相合的健康胎儿。传统上，PGD和HLA配型多采用多重PCR，然而多重PCR因其通量有限，限制了应用范围。Xu等在一项β-地中海贫血症HLA配型的回顾性研究中，开发了一种基于NGS的低成本、高准确度的新型单细胞全基因组分析方法。研究者使用自主开发的All-in-One定制芯片，对人类基因组上181.37 Mb的目标区域DNA（包括外显子区、标签SNP、HLA全长以及若干单基因遗传病致病基因）进行捕获测序，目标区域平均测序深度为38.25×。使用该方法，研究者对育有一名β-地中海贫血患儿的夫妇进行PGD联合HLA配型研究。使用夫妇及其患儿的外周血DNA标本，以及胚胎单个卵裂球全基因组基因扩增产物，进行目标基因组区域捕获测序，结果显示该技术不仅可对胚胎进行致病基因诊断，获得*HLA*基因型，还可检测胚胎染色体非整倍体信息。

　　目前，PGD联合HLA配型检测已超过1 000例，超过200多名HLA匹配的婴儿的诞生，其HLA配型相合的干细胞已成功移植，治疗了100多名同胞患者。PGD联合HLA配型可用于多种遗传疾病，主要包括：地中海贫血症、镰状细胞贫血、范可尼贫血、Wiskott-Aldrich综合征、X-连锁肾上腺脑白质营养不良（X-linked adrenoleukodystrophy）、X-连锁高IgM综合征（X-linked hyper IgM syndrome）、少汗性外胚层发育不良伴免疫缺陷（hypohidrotic ectodermal dysplasia with immunodeficiency）、Krabbe病等。

　　尽管PGD联合HLA配型技术具有广阔的临床应用前景，但该技术也存在一定的局限。每个超促排卵周期获得胚胎的数目相对有限，这就降低了获得HLA配型相合且非患病胚胎的概率。理论上，每4个胚胎中就有1个胚胎可与患儿HLA相配，其HLA配型率为1/4；但考虑单基因遗传病不患病概率，使得

HLA联合单基因遗传病检测HLA配型且不患病胎儿的概率降低。PGD用于HLA配型联合单基因遗传病的研究数据显示,在171对夫妇进行的327个PGD周期(262个周期为HLA配型联合突变分析,65个周期为单纯HLA配型)中,共活检2 989个卵裂球,其HLA配型率为17.6%。有212个周期有胚胎可供移植,移植周期妊娠率为34.9%,最终59名健康且HLA配型的婴儿出生,共治愈21名同胞患者。

(张军玉,李淑元)

------------------------------ 参 考 文 献 ------------------------------

[1] Alanay Y, Avaygan H, Camacho N, et al. Mutations in the gene encoding the RER protein FKBP65 cause autosomal-recessive osteogenesis imperfecta[J]. Am J Hum Genet, 2010, 86(4): 551−559.

[2] Al-Herz W, Bousfiha A, Casanova JL, et al. Primary immunodeficiency diseases: an update on the classification from the international union of immunological societies expert committee for primary immunodeficiency[J]. Front Immunol,2014, 5: 162.

[3] Altarescu G, Reish O, Renbaum P, et al. Preimplantation genetic diagnosis (PGD) for SHOX-related haploinsufficiency in conjunction with trisomy 21 detection by molecular analysis[J]. J Assist Reprod Genet, 2011,28(3): 233−238.

[4] Amiel A, Sardos-Albertini F, Fejgin MD, et al. Inter chromosomal effect leading toan increase in aneuploidy in sperm nuclei in a man heterozygous for pericentric inversion (inv 9) and C-heterochromatin[J]. J Hum Genet, 2001,46(5): 245−250.

[5] Appelbaum FR. Pursuing the goal of a donor for everyone in need[J]. N Engl J Med, 2012,367(16): 1555−1556.

[6] Asharani PV, Keupp K, Semler O, et al. Attenuated BMP1 function compromises osteogenesis, leading to bone fragility in humans and zebrafish[J]. Am J Hum Genet, 2012, 90(4): 661−674.

[7] Brown SJ, McLean WH. One remarkable molecule: filaggrin[J]. J Invest Dermatol, 2012, 132(3 Pt 2): 751−762.

[8] Budde K, Gaedeke J. Tuberous sclerosis complex-associated angiomyolipomas: focus on mTOR inhibition[J]. Am J Kidney Dis, 2012, 59(2): 276−283.

[9] Canatan D, Kose MR, Ustundag M, et al. Hemoglobinopathy control program in

Turkey[J]. Community Genet, 2006,9(2): 124-126.

[10] Canueto J, Zafra-Cobo MI, Ciria S, et al. A novel EDA gene mutation in a Spanish family with X-linked hypohidrotic ectodermal dysplasia[J]. Actas Dermosifiliogr, 2011, 102(9): 722-725.

[11] Cho TJ, Lee KE, Lee SK, et al. A single recurrent mutation in the 5'-UTR of IFITM5 causes osteogenesis imperfecta type V[J]. Am J Hum Genet, 2012, 91(2): 343-348.

[12] Christiansen HE, Schwarze U, Pyott SM, et al. Homozygosity for a missense mutation in SERPINH1, which encodes the collagen chaperone protein HSP47, results in severe recessive osteogenesis imperfecta[J]. Am J Hum Genet, 2010, 86(3): 389-398.

[13] Cui Y, Zhao H, Liu Z, et al. A systematic review of genetic skeletal disorders reported in Chinese biomedical journals between 1978 and 2012[J]. Orphanet J Rare Dis, 2012, 7: 55.

[14] Curatolo P, Bombardieri R, Jozwiak S. Tuberous sclerosis[J]. Lancet, 2008, 372(9639): 657-668.

[15] Dang N, Murrell DF. Mutation analysis and characterization of COL7A1 mutations in dystrophic epidermolysis bullosa[J]. Exp Dermatol, 2008, 17(7): 553-568.

[16] Das R, Mitra G, Mathew B, et al. Automated analysis of hemoglobin variants using nanoLC-MS and customized databases[J]. J Proteome Res, 2013, 12(7): 3215-3222.

[17] de Bakker PI, McVean G, Sabeti PC, et al. A high-resolution HLA and SNP haplotype map for disease association studies in the extended human MHC[J]. Nat Genet, 2006,38(10): 1166-1172.

[18] DeUgarte CM, Li M, Surrey M et al. Accuracy of FISH analysis in predicting chromosomal status in patients undergoing preimplantation genetic diagnosis[J]. Fertil Steril, 2008,90(4): 1049-1054.

[19] Eaton WA. Linus Pauling and sickle cell disease[J]. Biophys Chem, 2003, 100(1-3): 109-116.

[20] Eng B, Walsh R, Walker L, et al. Characterization of a rare single alpha-globin gene deletion in a Chinese woman with Hb H disease[J]. Hemoglobin, 2005, 29(4): 297-299.

[21] FischerJ, Colls P, Escudero T, et al. Preimplantation genetic diagnosis (PGD) improves pregnancy outcome for translocation carriers with a history of recurrent losses[J]. Fertil Steril, 2010,94(1): 283-289.

[22] Forlino A, Cabral WA, Barnes AM, et al. New perspectives on osteogenesis imperfecta[J]. Nat Rev Endocrinol, 2011, 7(9): 540-557.

[23] Fratzl-Zelman N, Morello R, Lee B,et al. CRTAP deficiency leads to abnormally

high bone matrix mineralization in a murine model and in children with osteogenesis imperfecta type Ⅶ[J]. Bone, 2010, 46(3): 820−826.

[24] Gattone VH 2nd, Chen NX, Sinders RM, et al. Calcimimetic inhibits late-stage cyst growth in ADPKD[J]. J Am Soc Nephrol, 2009, 20(7): 1527−1532.

[25] Goussetis E, Konialis CP, Peristeri I, et al. Successful hematopoietic stem cell transplantation in 2 children with X-linked chronic granulomatous disease from their unaffected HLA-identical siblings selected using preimplantation genetic diagnosis combined with HLA typing[J]. Biol Blood Marrow Transplant, 2010,16(3): 344−349.

[26] Harteveld CL, Higgs DR. Alpha-thalassaemia[J]. Orphanet J Rare Dis, 2010, 5: 13.

[27] Hickey F, Hickey E, Summar KL. Medical update for children with Down syndrome for the pediatrician and family practitioner[J]. Adv Pediatr, 2012,59(1): 137−157.

[28] Higgs DR, Engel JD, Stamatoyannopoulos G. Thalassaemia[J]. Lancet, 2012, 379(9813): 373−383.

[29] Jeong SY, Kim BY, Yu JE. De novo pericentric inversion of chromosome 9 incongenital anomaly[J]. Yonsei Med J, 2010,51 (5): 775−780.

[30] Kahraman S, Beyazyurek C, Ekmekci CG. Seven years of experience of preimplantation HLA typing: a clinical overview of 327 cycles[J]. Reprod Biomed Online, 2011, 23(3): 363−371.

[31] Keymolen K, Staessen C, Verpoest W, et al. A proposal for reproductive counseling in carriers of Robertsonian translocations: 10 years of experience with preimplamtation genetic diagnosis[J]. Hum Reprod, 2009,24(9): 2365−2371.

[32] Knudtzon S. *In vitro* growth of granulocytic colonies from circulating cells in human cord blood[J]. Blood, 1974,43(3): 357−361.

[33] Kornblit B, Hagve TA, Taaning P, et al. Phenotypic presentation and underlying mutations in carriers of beta-thalassaemia and alpha-thalassaemia in the Danish immigrant population[J]. Scand J Clin Lab Invest, 2007, 67(1): 97−104.

[34] Kumar A, Kumar Singh S, Kumar V, et al. Huntington's disease: an update of therapeutic strategies[J]. Gene, 2015, 556(2): 91−97.

[35] Lane J, Martin T, Weeks HP, et al. Structure and role of WASP and WAVE in Rho GTPase signalling in cancer[J]. Cancer Genomics Proteomics, 2014, 11(3): 155−165.

[36] Le Caignec C, Spits C, Sermon K et al. Single-cell chromosomal imbalances detection by arrayCGH[J]. Nucleic Acids Res, 2006,12,34(9): e68.

[37] Lin M, Wang Q, Zheng L, et al. Prevalence and molecular characterization of abnormal hemoglobin in eastern Guangdong of southern China[J]. Clinical genetics, 2012, 81(2): 165−171.

［38］ Lv M, Huang XJ. Allogeneic hematopoietic stem cell transplantation in China: where we are and where to go［J］. J Hematol Oncol, 2012,5: 10.

［39］ Lynch HT, Boland CR, Gong G, et al. Phenotypic and genotypic heterogeneity in the Lynch syndrome: diagnostic, surveillance and management implications［J］. Eur J Hum Genet, 2006,14(4): 390-402.

［40］ Lynch HT, Lynch PM, Lanspa SJ, et al. Review of the Lynch syndrome: history, molecular genetics, screening, differential diagnosis, and medicolegal ramifications ［J］. Clin Genet, 2009,76(1): 1-18.

［41］ Malt EA, Dahl RC, Haugsand TM et al. Health and disease in adults with Down syndrome［J］. Tidsskr Nor Legeforen, 2013,133 (3): 290-294.

［42］ Marini JC, Forlino A, Cabral WA, et al. Consortium for osteogenesis imperfecta mutations in the helical domain of type I collagen: regions rich in lethal mutations align with collagen binding sites for integrins and proteoglycans［J］. Hum Mutat, 2007, 28(3): 209-221.

［43］ Massart A, Lissens W, Tournaye H, et al. Genetic causes of spermatogenic failure［J］. Asian J Androl, 2012,14(1): 40-48.

［44］ McLachlan RI, O'Bryan MK. Clinical Review: State of the art for genetic testing of infertile men［J］. J Clin Endocrinol Metab, 2010,95(3): 1013-1024.

［45］ Mei L, Song P, Kokudo N, et al. Current situation and prospects of newborn screening and treatment for Phenylketonuria in China-compared with the current situation in the United States, UK and Japan［J］. Intractable Rare Dis Res, 2013, 2(4): 106-114.

［46］ Navarro-Costa P, Plancha CE, Gonçalves J. Genetic dissection of the AZF regions of the human Y chromosome: thriller or filler for male (in)fertility?［J］J Biomed Biotechnol, 2010,2010: 936569.

［47］ Origa R, Galanello R. Pathophysiology of beta thalassaemia［J］. Pediatr Endocrinol Rev, 2011, 8(Suppl 2): 263-270.

［48］ Peltomaki P. Lynch syndrome genes［J］. Fam Cancer, 2005,4(3): 227-232.

［49］ Petrucelli N, Daly MB, Feldman GL. Hereditary breast and ovarian cancer due to mutations in BRCA1 and BRCA2［J］. Genet Med, 2010,12(5): 245-259.

［50］ Phylipsen M, Chaibunruang A, Vogelaar IP, et al. Fine-tiling array CGH to improve diagnostics for alpha—and beta-thalassemia rearrangements［J］. Hum Mutat, 2012, 33(1): 272-280.

［51］ Pyeritz RE: Marfan syndrome and related disorders［J］.Ann Thorac Surg, 2008, 86(1): 335-336.

［52］ Pyott SM, Schwarze U, Christiansen HE, et al. Mutations in PPIB (cyclophilin B) delay type I procollagen chain association and result in perinatal lethal to moderate osteogenesis imperfecta phenotypes［J］. Hum Mol Genet, 2011, 20(8): 1595-1609.

[53] Sadeghi-Nejad H, Farrokhi F. Genetics of azoospermia: current knowledge, clinical implications, and future directions. Part II: Y chromosome microdeletions［J］. Urol J, 2007,4(4): 192-206.

[54] Saldarriaga W, Tassone F, González-Teshima LY, et al. Fragile X syndrome［J］. Colomb Med (Cali), 2014, 45(4): 190-198.

[55] Sandilands A, Terron-Kwiatkowski A, Hull PR, et al. Comprehensive analysis of the gene encoding filaggrin uncovers prevalent and rare mutations in ichthyosis vulgaris and atopic eczema［J］. Nat Genet, 2007, 39(5): 650-654.

[56] Smith FJ, Irvine AD, Terron-Kwiatkowski A, et al. Loss-of-function mutations in the gene encoding filaggrin cause ichthyosis vulgaris［J］.Nat Genet, 2006, 38(3): 337-342.

[57] Suzumori N, Sugiura-Ogasawara M. Genetic factors as a cause of miscarriage［J］. Curr Med Chem, 2010,17(29): 3431-3437.

[58] Tang ZL, Lin ZM, Wang HJ, et al. Four novel and two recurrent glycine substitution mutations in the COL7A1 gene in Chinese patients with epidermolysis bullosa pruriginosa［J］. Clin Exp Dermatol, 2013, 38(2): 197-199.

[59] Torra R, Sarquella J, Calabia J, et al. Prevalence of cysts in seminal tract and abnormal semen parameters in patients with autosomal dominant polycystic kidney disease［J］. Clin J Am Soc Nephrol, 2008, 3(3): 790-793.

[60] Torres VE, Harris PC, Pirson Y. Autosomal dominant polycystic kidney disease［J］. Lancet, 2007, 369(9569): 1287-1301.

[61] Vega Y, Arias S, Paradisi I. Most Martin-Bell syndrome (FMR1-related disorder) Venezuelan patients did not show CGG expansion but instead display genetic heterogeneity［J］. J Hum Genet, 2017,62(2): 235-241.

[62] Venturi G, Gandini A, Monti E, et al. Lack of expression of SERPINF1, the gene coding for pigment epithelium-derived factor, causes progressively deforming osteogenesis imperfecta with normal type I collagen［J］. J Bone Miner Res, 2012, 27(3): 723-728.

[63] Verlinsky Y, Rechitsky S, Schoolcraft W, et al. Preimplantation diagnosis for Fanconi anemia combined with HLA matching［J］. JAMA, 2001,285(24): 3130-3133.

[64] Wang Y, Sivakumar V, Mohammad M,et al. Clinical and genetic features in autosomal recessive and X-linked Alport syndrome［J］. Pediatr Nephrol, 2014, 29(3): 391-396.

[65] Warman ML, Cormier-Daire V, Hall C,et al. Nosology and classification of genetic skeletal disorders: 2010 revision［J］. Am J Med Genet A, 2011, 155A(5): 943-968.

［66］ Weatherall DJ, Clegg JB. Inherited haemoglobin disorders: an increasing global health problem［J］. Bull World Health Organ, 2001, 79(8): 704-712.

［67］ Welcsh PL, King MC. BRCA1 and BRCA2 and the genetics of breast and ovarian cancer［J］. Hum Mol Genet, 2001,10(7): 705-713.

［68］ Xiu X, Yuan J, Deng X, et al. A novel COL4A5 mutation identified in a Chinese Han family using exome sequencing［J］. Biomed Res Int, 2014, 2014: 186048.

［69］ Xu Y, Chen S, Yin X, et al. Embryo genome profiling by single-cell sequencing for preimplantation genetic diagnosis in a beta-thalassemia family［J］. Clin Chem, 2015,61(4): 617-626.

［70］ Yasukawa K, Sawamura D, Goto M, et al. Epidermolysis bullosa simplex in Japanese and Korean patients: genetic studies in 19 cases［J］. Br J Dermatol,2006, 155(2): 313-317.

［71］ Zhao XY, Yang S, Zhou HL, et al. Two novel TSC2 mutations in Chinese patients with tuberous sclerosis complex and a literature review of 20 patients reported in China ［J］. Br J Dermatol, 2006, 155(5): 1070-1073.

［72］ Zhang S, Mei C, Zhang D, et al. Mutation analysis of autosomal dominant polycystic kidney disease genes in Han Chinese［J］. Nephron Exp Nephrol, 2005, 100(2): e63-e76.

［73］ 罗琛, 邢福祺, 罗深秋. 对曾育21三体综合征患儿者行胚胎种植前遗传学诊断获妊娠1例［J］. 第一军医大学学报,2002, (22)3: 269-271.

［74］ 童先宏,刘雨生,周桂香,等. 严重生精功能障碍患者细胞和分子遗传学检查［J］. 中国优生与遗传杂志, 2006,14(2): 91-93.

［75］ 王莹, 应文静, 孙金峤, 等.中国X连锁无丙种球蛋白血症40例基因型表型相关性分析［J］.中国循证儿科杂志,2012,7(1): 4-10.

［76］ 杨元, 张思仲, 彭黎明, 等. 中国人原发无精与严重少精症Y染色体AZF区域微缺失的分子流行病学研究［J］. 中华医学遗传学杂志, 2003,20(5): 385-389.

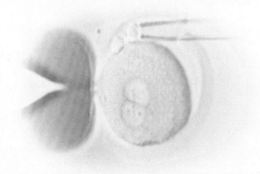

第五章

胚胎植入前遗传学诊断的遗传学分析技术及进展

　　随着辅助生殖技术临床应用的日益广泛,以及细胞和分子遗传诊断技术的发展,用于PGD的遗传学分析技术也有了较大的进步。从基础的PCR、FISH技术,到现在已广泛应用的WGA技术、微阵列比较基因组杂交芯片技术、SNP芯片技术、Karyomapping技术及NGS技术等,技术的进步使得PGD的应用范围不断拓宽,准确性和灵敏度不断提高。本章将对PGD的遗传学分析技术及进展进行详细介绍。

第一节　荧光原位杂交和芯片技术在胚胎植入前遗传学诊断中的应用

一、荧光原位杂交（FISH）

（一）FISH的原理

FISH是20世纪70年代末80年代初开始发展起来的一种重要的非放射性原位杂交技术，是一种分子细胞遗传学技术。其原理是采用直接带有荧光标记的寡核苷酸探针与染色体或间期核上的互补DNA序列结合，探针与特异结合的DNA片段形成的杂交分子能在荧光显微镜的荧光激发下直接显示荧光信号，通过观察荧光信号的数目可推算探针所在的染色体或者染色体片段数目。

（二）多色荧光原位杂交（M-FISH）

FISH探针常用的荧光显色材料有橙色、绿色和浅蓝色，如Rodamin、FITC和Spectrum Aqua。使用三种荧光染料分别标记一条染色体探针，杂交后再以蓝色荧光DAPI进行染色体或细胞核背景染色，在不同的激发滤片下，便可显示蓝色染色体或染色质背景下特定染色体位点上的橙、绿和浅蓝的荧光杂交点，完成三条染色体或3个染色体位点的检测，实现三色FISH分析。

如再加上一条由红绿荧光染料各半标记的染色体探针，就可显示黄色荧光杂交点。当然，若另外再加上诸如Texas Red等荧光染料标记的不同染色体探针，便可实现更多荧光色的FISH，同时检测更多的染色体。不过，随着FISH荧光色种类的增多，不同杂交点的辨别难度会加大，一般需借助电脑M-FISH分析系统，方可进行较可行的分析。由于卵裂球和极体FISH一般均是间期核FISH，染色体未经分散处理，故报道的PGD M-FISH探针数很少超过5个。

（三）多轮FISH

由于在杂交过程中，受到荧光染料种类、荧光发射波长以及后期分析系统的限制,一次FISH分析中使用的探针数一般不超过5个。因此,在实际应用中,特别是需要进行非整倍体植入前遗传学筛查(PGS)或需要检测的染色体片段数目>5个时,需要进行多轮FISH。一轮FISH完成后,杂交靶可经洗涤脱去杂交结合的荧光探针。然后,再用另一组探针进行新一轮的杂交和荧光显色,从而使双色、三色或更多色的FISH检测范围倍增。目前,三轮FISH应用于卵裂球染色体组成分析的报告已经发表。

(四) FISH技术在PGD中的应用

FISH技术是以制备的染色体片段或者基因探针为基础的技术,在PGD中的应用相对比较局限,主要应用如下所示。

(1) FISH技术最适用于染色体罗氏易位、相互易位和倒位等染色体结构异常的携带者等高危人群进行染色体异常的检测。但是,FISH技术并不能区分核型正常与平衡易位或倒位核型的胚胎。

(2) 适用于针对高龄、反复植入失败、反复自然流产等低危妊娠的女性进行着床前染色体非整倍体筛查。对于非整倍体筛查,Pagidas等推荐设置至少包括13、15、16、18、21、22、X和Y 8对染色体的探针,也可以增加其他额外的探针检测。需要注意的是X和Y探针应在第一轮优先进行检测。但现在证据表明,应用FISH技术进行PGS时由于不能筛查全部染色体,临床上实际应用价值不大,已基本被array CGH或者NGS技术所取代。

(3) 针对不能进行着床前胚胎基因分析的X-连锁遗传病,FISH也可通过性别鉴定的方式,避免妊娠性连锁遗传病胎儿。但是,要指出的是在排除X-连锁疾病的植入前性别诊断方面,基于FISH检测的性别鉴定具有局限性,因为性连锁隐性疾病基因携带者,女性胚胎中也有一半为性连锁隐性疾病基因携带者,而男性胚胎中有一半为正常胚胎,因此,对胚胎进行性别检测、挑选女性胚胎以避免患儿出生的措施存在欠缺,进行精确的致病基因检测,可减少胚胎的浪费,也更有利于优生。

(4) 针对大片段缺失的单基因病(如DMD、SMA),也可应用FISH技术进行SGD-PGD。

(五) FISH技术的优缺点

FISH技术与其他基于PCR技术的PGD相关技术相比,主要有以下几个优点：① 不受细胞数目的限制，在细胞数很少时，FISH检测的嵌合体结果要比常规细胞遗传学核型分析结果可靠；② 单细胞固定后细胞核清晰可见，因此FISH污染的可能性低；③ 固定技术和杂交技术的提高使检测出异常的时间缩短；④ 性别诊断中，FISH可同时检测染色体的倍数，避免将非整倍体胚胎移植入宫腔；⑤ 无论是中期核还是减数分裂后期核，都可以用该法，简单方便。此外，FISH具有直观、简单、低成本、实验重复性强等诸多优点，不需要长时间的复杂的细胞遗传学技能的培训。这个优点适合于PGD的检测，尤其适用于染色体数目或者结构异常的PGD检测。

但是，FISH技术所使用的探针有限，不能检测所有的染色体异常，对于复杂畸变的相互易位也不易做出正确诊断。Mahmood等报道，IVF的高龄妇女或多次IVF失败妇女的优质胚胎或卵子数目有限，而且单个卵裂球或极体FISH可分析的染色体数最多只能达到7～9条。同时，在单细胞水平应用FISH技术时，容易受到固定或杂交失败，探针质量达不到要求、信号弱或者信号重叠、信号弥散、背景信号过高、光点分裂和制片时单个卵裂球细胞核丢失等因素的影响。

（六）FISH-PGD的关键实验步骤

1. 胚胎活检标本（卵裂球或囊胚滋养层细胞）裂解及细胞核铺展固定

（1）低渗：在体视镜下，用毛细玻璃管针（针尖口径略大于卵裂球或囊胚滋养层细胞团的直径）将胚胎活检标本从胚胎活检培养基微滴中转移到KCl（0.075 mol/L）/BSA（5 mg/ml）低渗液液滴（50 μl）中，室温条件下低渗3～5 min。

（2）固定：在体视镜下，用毛细玻璃管针将胚胎活检标本转移到干净载玻片上的3 μl固定剂（0.01 mol/L HCl/0.1% Tween-20）中，并吸去多余的部分液体，待液体挥发将尽未尽时，迅速用另一根干净的玻璃针加入适量的固定剂，对于单卵裂球标本，直到细胞轮廓在视野中逐渐消失，室温条件下，待固定剂自然挥发将尽未尽之时，视细胞质去除效果，可反复添加固定剂，直至见到清晰完整的细胞核；对于囊胚滋养层细胞团标本，迅速用另一根干净的玻璃针加入适量的固定剂（0.01 mol/L HCl/0.1% Tween-20），使囊胚滋养层细胞团悬浮在固定剂液滴中，并采用机械法，用毛细玻璃管针尖通过戳、拨和挑等方式直接将悬浮在固定剂液滴中的囊胚滋养层细胞团尽量分散成单个游离的细胞，待固定剂自行挥发干净即可。并用金刚笔在玻片背面画个小圆圈做标志，或者在普通光的低倍镜视野下记录下细胞核所在位置的坐标。

（3）每固定完成一个胚胎活检标本后，及时在实验记录单上记录对应胚胎活检标本在玻片上所对应的准确区域，并编上唯一对应的胚胎序号。

（4）继续重复以上低渗和固定步骤，将所有的卵裂球或囊胚滋养层细胞标本按特定的顺序和合适的间距全部固定在载玻片上并在实验记录单上及时准确地做好记录。

（5）标本老化处理：将玻片放入60℃烤箱中烘烤2h。

（6）Pepsin处理：在玻片标本区加40μl Pepsin（10μg/ml），盖上一层蜡膜后，将玻片放入湿盒中于37℃处理5～8min，再用2×SSC于室温洗2min，依次放入70%、85%、100%的酒精中脱水各2min，室温晾干玻片。

2. 探针、玻片变性及杂交

（1）探针变性：按试剂说明书解冻配制探针混合液，所有用于FISH-PGD的探针必须有包括生产批次、有效期、对应染色体特异性位点、标志荧光素种类等在内的明确标识，探针混合物于（73±0.5）℃水浴变性5min。

（2）玻片变性：玻片于（73±0.5）℃变性液（70%甲酰胺/2×SSC，pH值7.0）中变性5min，酒精梯度脱水迅速风干玻片。

（3）将已变性探针10μl加在玻片标本区，依次盖上小、大两层蜡膜，将大的那层四周压紧，再用透明胶包扎密封玻片，并将玻片放入湿盒中于37℃杂交过夜（16h），如果探针混合物全部为着丝粒位点探针，则杂交37℃杂交1h后即可获得满意的杂交信号。

3. 杂交后洗脱、DAPI复染和荧光显微镜观察信号

（1）洗脱：小心揭去透明胶和蜡膜，玻片依次于洗脱液Ⅰ（0.4×SSC/0.3%NP-40）中（73±0.5）℃洗片2min，洗脱液Ⅱ（2×SSC/0.1%NP-40）中室温条件下洗片1min，风干玻片。

（2）结果观察：加5μl DAPI（0.2mg/ml）复染，盖上盖玻片，于暗处复染20min后用荧光显微镜观察信号，用FISH软件拍照保存图像。

4. 第一轮FISH杂交信号的洗脱

（1）小心揭去第一轮FISH标本上的盖玻片，将玻片置于4×SSC/0.1%Tween-20洗脱液中（73±0.5）℃洗片5min，4×SSC洗脱液中冰浴洗片5min，洗脱杂交信号。

（2）依次放入70%、85%、100%的酒精中脱水各2 min,室温晾干玻片。

5. 第二轮FISH探针、玻片变性及杂交

采用与第一轮FISH相同的方法进行杂交,并观察和记录结果。

6. 结果判定及报告

由两名FISH实验员按照相同的荧光信号判断标准分别单独进行FISH信号判定,若两人对同一枚胚胎活检细胞标本FISH信号判定一致,则该枚胚胎按两人判定一致的FISH信号发报告,如果两人判定结果不一致,则该枚胚胎建议不予移植,且判定为FISH结果不确定或需进一步应用其他探针进行验证确定。FISH实验员必须将FISH信号观察判断结果如实准确地记录在FISH-PGD实验记录单上并签名确认。FISH信号判断标准:若2个荧光信号之间的距离大于一个信号斑的距离,则判断为2个独立的信号,否则判断为1个信号,对于囊胚滋养层活检标本,则在2个或2个以上细胞核中杂交信号一致的基础上进行判断。

卵裂球标本FISH-PGD必须在胚胎活检后36 h内出具FISH诊断报告,囊胚活检标本FISH-PGD(活检后胚胎冷冻保存)必须在胚胎活检后7 d内出具FISH诊断报告,FISH诊断报告必须先由FISH实验员打印出纸质报告单、核对FISH结果并签名,再交给遗传中心主管人员审核签名,并由专人负责发送到IVF实验室活检员手中。必须给IVF中心出具书面的纸质版PGD报告单,以确保移植正确的胚胎,不允许口头告知结果。

7. FISH玻片保存

如果已经有一枚胚胎移植了或冷冻保存,则所有的FISH玻片都应妥善储存。如果没有胚胎移植或冷冻保存,则不需要保留FISH玻片。如果新鲜或冷冻的胚胎移植后没有着床妊娠,则所有FISH玻片可以被废弃。如果有妊娠,则所有FISH玻片应予以保留,直到确知妊娠结局或FISH结果得到证实。

8. 文件存档

FISH-PGD手术通知单1份,胚胎活检记录单1份,FISH实验记录单1份,报告单复印件1份,所有FISH原始图均备份、刻盘、保存。

二、array CGH和SNP芯片

FISH技术曾是PGD和PGS判断染色体是否异常的主要技术手段,但因

其在临床应用中存在诸多局限性,限制了其在PGD/PGS中的进一步应用。染色体微阵列分析(chromosomal microarray analysis,CMA)技术又被称为分子核型分析,是一种比传统核型分析分辨率高很多的全基因组筛查技术,可以检测所有的染色体数目和染色体不平衡的CNV,尤其是对于检出染色体组低至50～100 kb大小的微小缺失、重复等不平衡性重排具有明显优势。根据芯片设计与检测原理的不同,CMA技术可分为两大类:array CGH技术和SNP array技术。前者需要将待测样本DNA与正常对照样本DNA分别标记、进行竞争性杂交后获得定量的拷贝数检测结果,能够很好地检出CNV;而后者则只需将待测样本DNA与一整套正常基因组对照数据进行对比即可获得结果,SNP array设计了CNV+SNP两种检测探针,同时涵盖了CNV和SNP芯片的特点,除了能够检出CNV外,还能够检测出大多数的单倍体、单亲二倍体(uniparental disomy,UPD)和三倍体,并且可以检测到一定比例的嵌合体。CMA具有通量高、速度快、自动化等特点,已开始应用于临床PGD/PGS,并可明显提高临床妊娠率。

1. array CGH 原理

CGH是提取待检测与对照基因组DNA,标记不同颜色的荧光后等比例混合制备成混合探针,与正常人中期染色体杂交。根据不同颜色的荧光判定待检测基因组中对应序列拷贝数的增加或缺失。CGH技术的优点在于不需要像染色体核型一样经过细胞培养,可在整条染色体或区带水平对拷贝数改变进行检测并进行定位。

Array CGH是在CGH技术上发展起来的芯片技术。其原理是:先分别将待检测样本与正常人对照基因组DNA打断,对样本基因组DNA片段进行绿色荧光(Cy3荧光素)标记,而对正常的对照基因组DNA片段进行红色荧光(Cy5荧光素)标记,经人Cot-1 DNA封闭非特异性重复序列后,再将这些片段作为探针,与高密度的涵盖整个人类基因组的DNA芯片杂交。通过这两组探针的竞争性杂交,再利用共聚焦显微镜等检测系统对结果进行扫描,并对芯片上每个点(对应于人类基因组的不同位置)的发光强度和颜色进行比较。红绿色均等(呈黄色)的区域是待测样本与正常样本均具有2份拷贝的正常部分,而红色信号较强的部分即待测样本染色体区域缺失的部分;反之,以绿色信号为主的部分则是待测样本染色体重复的部分,以此对染色体CNV和非整倍体进行定量研究。图5-1-1显示以胚胎活检单细胞为例说明CGH与array CGH之间的区别。

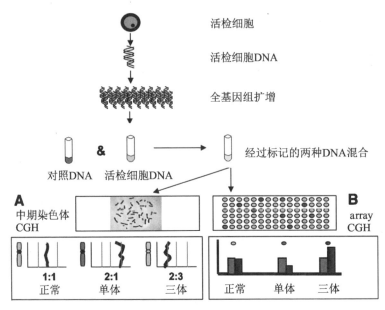

图 5-1-1　CGH 和 array CGH

注：A. CGH；B. array CGH。活检单细胞经过全基因组扩增（WGA）后，胚胎 DNA 标记绿色荧光而参照 DNA 标记红色荧光。将这两个样本同时共杂交到（A）处于细胞中期染色体或（B）芯片平台，由计算机分析红色—绿色的荧光比例从而获得结果。图片引自 Harper JC, Harton G. The use of arrays in preimplantation genetic diagnosis and screening［J］. Fertil Steril, 2010, 94(4): 1173-1177

2. SNP array 原理

SNP 是由基因组单个核苷酸水平上的变异引起的 DNA 序列多态性，包括单个碱基的转换、颠换及单个碱基的缺失和插入。一般而言，SNP 是指变异频率＞1% 的单核苷酸变异。在人类基因组中大概每 1 000 个碱基就存在 1 个 SNP，人类基因组上的 SNP 总量大概是 3×10^6 个。

作为继限制性酶切片段长度多态性（restriction fragment length polymorphism，RFLP）、STR 后的第 3 代遗传标志，SNP 具有如下特点：① 数量多，分布广泛；② 遗传稳定性；③ 易于基因分型；④ 适于快速、高通量检出。目前已有多种方法可用于 SNP 检测，传统的 SNP 检测方法是采用一些已有的成熟技术，如 DNA 测序、RFLP、单链构象多态性（single strand conformational polymorphism，SSCP）、变性高效液相色谱（denaturing high performance liquid chromatography，DHPLC）等。这些技术虽然也能完成对 SNP 的检测，但并没有达到快速、高效、自动化的检测目标。

SNP array 技术是一种基于芯片的高通量 SNP 分析方法。根据核苷酸的 A-T、C-G 碱基配对原理，设计的探针在优化操作后，探针只与其完全互补的序列杂交，而无法与含有单个错配碱基的序列杂交。特定序列的探针固定在特殊的介质表面上，如玻璃、硅片等，制成 SNP 芯片。待测基因组经提取扩增、荧光标记后，与固定的探针进行杂交。然后洗去没有杂交上的基因组 DNA，即可检测杂交样品。由于目标基因和探针杂交的程度与荧光强度及种类相关，因此通过激光扫描，可根据荧光强弱或荧光的种类记录并转换成杂交信号，从而检测出被检序列的碱基类别，其优点是高通量，仅需要少量的被检起始材料，操作步骤简单，但其缺点是芯片设计制造成本昂贵。

除了 CNV 检测探针，SNP array 含有大量的高密度的 SNP 位点序列，与 array CGH 技术相比，不仅可检测染色体拷贝数变化，还可获得 SNP 信息。与 array CGH 不同的是，SNP array 芯片实验只需将样本 DNA 与芯片杂交，而不需要正常人基因组 DNA 做参考，避免了两种荧光染料之间的互相影响。另外，SNP array 是采用 oligo 探针合成的方法，探针更短，分辨率比 array CGH 更高，最小可以检测几十个 kb 以上的微小重复或缺失，可提供的信息更加精细、全面。

3. array CGH 和 SNP array 在胚胎 PGD 中的应用

胚胎植入前的遗传学检测包括 PGD 和 PGS。PGD 主要适应证为单基因病和遗传性染色体异常。PGS 则是应用与 PGD 相同的技术手段检测胚胎染色体的非整倍体，从中选择最佳的胚胎移植至母体子宫。其中染色体非整倍体是引起 IVF 失败、不孕不育、异常妊娠及胎儿先天缺陷的主要因素。因此，PGS 适用于高龄（年龄>35 岁）、既往非整倍体妊娠、反复 IVF 失败、反复流产、严重的男性不育等因素导致的不孕不育。

PGD/PGS 的胚胎活检分为 3 个主要实施途径，包括卵子的第一或第二极体活检、卵裂期胚胎的卵裂球活检以及囊胚滋养层细胞活检（见图 5-1-2）。第一、二极体作为卵子成熟与受精过程的自然排出物，其活检不会影响胚胎的正常发育，极体活检的最大优点是无须减少胚胎的遗传物质和可供诊断的时间相对较长。缺点是极体活检不能提供任何来自父方遗传信息。囊胚培养能够淘汰由于基因或代谢缺陷发育异常的胚胎，可获得较卵裂期胚胎具有更好发育潜能的胚胎。但囊胚活检可供诊断的时间为 24 h，相对卵裂球活检可供诊断的 48～60 h 相比时限明显缩短。幸运的是，玻璃化冷冻胚胎技术的应用不仅解决了这一难题，

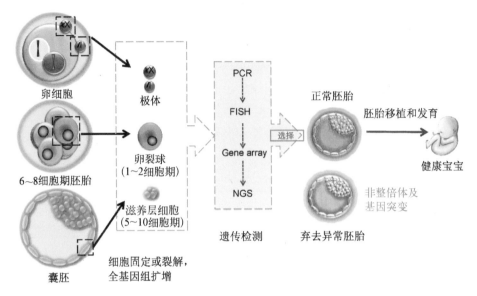

卵母细胞及胚胎活检

图5-1-2 PGD流程

注：图片引自Yan L, Wei Y, Huang J, et al. Advances in preimplantation genetic diagnosis/screening［J］. Sci China Life Sci, 2014, 57(7): 665-671

且有研究报道活检囊胚更能耐受冻存复苏操作，解冻后胚胎存活率较高。每种活检技术都有其优缺点，尽管在卵裂期胚胎中存在高嵌合率的报道屡见不鲜，囊胚期胚胎存在高比率嵌合的事实也被不断证实。因此，在PGD/PGS检测胚胎非整倍体时，仍然无法排除因染色体嵌合性可能导致的误诊情况的发生。

　　WGA技术的日益改良和优化，给微阵列在PGD领域的应用带来了更大的发展机会。目前已有多项多中心随机对照研究证明，利用aCGH或SNP芯片筛查植入前胚胎，选取整倍体胚胎移植后可明显降低早期流产率，提高临床妊娠率和胚胎植入率，可为高龄、复发性流产患者的辅助生殖带来良好的结局。相对于FISH技术，array CGH和SNP array可以高分辨率地检测到全基因组水平上DNA拷贝数的变化，具有明显的优越性。此外，SNP芯片可以分析致病基因两侧或内部的单体型，通过SNP单体型分析，挑选出未遗传致病染色体的胚胎，同时检测每个胚胎中某种特定的遗传病和非整倍体，大大优化了SGD-PGD。

（钱羽力，钱叶青）

第二节　应用于胚胎植入前遗传学诊断的 DNA扩增及其产物分析

一、多重PCR与巢式PCR

PCR即聚合酶链式反应,属于酶促反应,其主要原理是针对基因序列涉及特异性的寡核苷酸链作为引物,在DNA聚合酶的作用下,以相应的基因组DNA为模板,以4种脱氧核糖核苷酸为原料,引导DNA聚合酶在引物识别位点之间两条互补链上进行DNA合成。其反应主要包括模板变性、退火及延伸3步,称为1个循环,每个循环产物可以作为下一个循环的模板,经过多次循环可使目的DNA片段以指数形式增加至$2 \times 10^6 \sim 10^7$个拷贝。

单细胞PCR是利用单个细胞内的DNA为模板进行的PCR反应,是一种特殊形式的PCR。相较于经典的PCR,其无须进行DNA抽提,反应过程持续时间短。但由于单细胞PCR的模板量极低,因此对PCR体系具有一定的要求:① 适用于低起始量的模板;② 扩增方法体系稳定;③ 扩增具有高保真性;④ 具有较高的扩增灵敏度。目前用于PGD的PCR方法主要有多重PCR和巢式PCR。

1. 多重PCR

多重PCR是以普通PCR为基础的新技术,其原理是在一个PCR反应体系中加入针对不同目的片段的多对特异性引物,以多个DNA或同一模板的不同区域为模板进行扩增的PCR反应。1988年,这一概念由Chamberian等率先提出。由于多重PCR要求在同一反应体系中进行多个位点的特异性扩增,因而技术难度增大。一个理想的多重PCR反应体系,并非是多个单一PCR反应体系的混合,二是需要针对扩增的目的片段,进行反复、全面的分析和实验,以获得最适的反应体系和条件。影响多重PCR的技术因素主要包括目的片段选择、引物设计、变性温度及时间、延伸温度及时间、反应体系中各组分的数量组成等。多重PCR的目标是多个目的片段的扩增,因此扩增体系中的各目的片段之间必须具有高度特异性才能避免因目的片段之间的竞争性扩增从而导致的扩增偏移,实现扩增的高保真性。此外,各个目的片段之间需具有明显的长度差异,以利于区别。引物是影响多重PCR反应的另一重要因素,为避免多对引物之间的相互干扰及非特异性扩增,引物对之间碱基互补的程度、碱基的组成、长度、在体系中的终浓度及反应过程中的退火温度都是需要考虑的因素。因此,涉及反应体系的相关因素需要反复多次验证,寻找最适的条件,各反应成分也需要进行调整,适当增大模板DNA、引物、聚合酶、dNTP的用量,调整缓冲液组分,以获得最佳扩增效果。针对反应中退火温度的因素,在允许的范围内尽可能选择退火温度较高的引物能够减少引物和模板间的非特异性结合,提高保真性。

目前,利用多重PCR进行PGD最常见的病例为进行性肌营养不良。该病的基因长达2.3 Mb,大范围(一个或数个外显子,甚至整个基因)的缺失型病例占60%。这些改变发生在相邻的数十至数百个kb的距离,超出了普通PCR技术所能扩增的最大有效长度,对此可采用多重PCR,即在同一反应管中加入多对引物,扩增同一模板的几个区域,检测其是否存在缺失的状况。

由于微卫星标志在人群中存在多态性,且具有易于检测、适合于单细胞水平扩增等优点,因此,也被广泛地应用于SGD-PGD中。通常情况下,致病的等位基因通常与某一微卫星标志物具有连锁的关系,在理想的状态下,突变携带者的微卫星标志应具有杂合性。检测胚胎是否存在与突变位点存在连锁关系的微卫星标记,即可推测胚胎的遗传状态。因此,设计出在同一反应体系中加入多对引物同时检测多对微卫星标记的方法。然而,在实践中,将面临比预期更复杂的情况。为了能够利用连锁标记进行分析,需要对尽可能多的家系成员进行检测。当无法获得先证者样本或足够多的家系成员样本以及突变为新发突变时,将无法利用分析连锁标记的方法进行PGD,此时将不得不进行突变位点的检测。

2. 巢式PCR

由于单细胞中仅可检测1~2个拷贝的基因序列,要同时保证扩增的特异性和敏感性,巢式PCR引物可较好地实现这一诉求。巢式PCR一般分为两步,其原理是利用初级PCR中特异的扩增片段作为二级PCR反应的模板,可有效减少引物与模板非特异性位点的复性、引物二聚体的形成以及非特异背景产物的产生,从而提高了扩增特异性,而且增加了特异性产物的拷贝数。初级反应的引物成为外引物,次级反应的引物称为内引物,即巢式引物。若用一条外引物作其中一个内引物则称之为半巢式PCR。巢式PCR的优势在于利用两次PCR反应降低错误扩增片段在产物中的比例,十分有利于保证目的产物的特异性。在设计内外引物时,根据经验,外引物的长度一般应长于内引物。同时在第一次PCR时采用较高的退火温度而第二次采用较低的退火温度,这样在第一次PCR时,由于较高退火温度下内引物不能与模板结合,故只有外引物扩增产物,经过若干次循环,待外引物基本消耗尽,无须取出第一次PCR产物,只需降低退火即可直接进行PCR扩增。这不仅减少了操作步骤,同时也降低了交叉污染的机会,这种PCR称中途进退式PCR(drop-in,drop-out PCR)。

二、WGA

由于单细胞基因检测不能避免ADO,为了降低误诊率,植入前遗传学单倍型分析(PGH)的概念被引入到临床检测当中。人类遗传重组率为1.2 cM/Mb,PGH即利用位于染色体上某一区域的一组相关联的SNP/STR位点对胚胎是否携带致病突变进行间接检测。PGH的开展依赖于WGA方法,以提供大量可供分析的样本。WGA是一种对全部基因组序列进行完整、均匀扩增的技术。主要包括以下几种。

1. 以PCR技术为基础的WGA方法

(1)引物延伸预扩增法(primer extension preamplification,PEP):是较早出现的一种WGA方法,该方法使用15个碱基长度寡核苷酸作为随机引物混合物和 *Taq* 酶。在50个循环中完成变性(92℃)、长时间退火(37℃)和缓慢升温延伸(55℃),扩增产物覆盖范围占基因组90%左右。在扩增过程中,引物的长度和浓度、循环条件以及不同种类酶的浓度都可以影响PEP的扩增效率。此外,PEP易产生不均衡扩增,从而产生ADO,导致结果的误判。

(2)简并寡核苷酸引物PCR(degenerate oligonucleotide primed PCR,DOP-PCR):与PEP不同,DOP-PCR是使用含有6个随机碱基简并引物进行PCR反应。在第一阶段扩增中,引物在较低退火温度下与DNA模板结合,随后升温完成延伸;在第二阶段PCR扩增中,使用引物在较高的退火温度下扩增5'末端固定的序列。DOP-PCR法中引物和酶的浓度均直接影响扩增结果(见图5-2-1)。

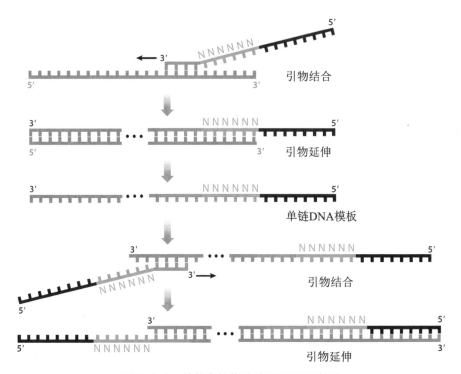

图5-2-1 简并寡核苷酸引物PCR示意图

注：图片引自 Huang L, Ma F, Chapman A, et al. Single-Cell Whole-Genome Amplification and Sequencing: Methodology and Applications[J]. Annu Rev Genomics Hum Genet, 2015, 16: 79-102

相比PEP，DOP-PCR法可以扩增产生质量更好的DNA产物。然而，PCR的扩增方式仍然会导致其扩增均一性差、覆盖度低并且具有较高的错误率。

2. 恒温WGA反应

多重置换扩增反应出现于2002年，最初用于扩增环化模板，后经改良用于扩增线性模板。多重置换扩增不是以PCR为基础的实现DNA扩增，而是采用六核苷酸随机引物在30℃恒温条件下与基因组随机退火，并在噬菌体phi29 DNA聚合酶作用下发生双链DNA置换扩增反应。噬菌体phi29 DNA聚合酶对模板具有很强的结合能力及矫正活性，因此可持续合成长达50～100 kb 的产物并确保扩增的高保真性和较低的ADO发生率（见图5-2-2）。研究显示多重置换扩增法3倍的扩增偏差远小于相对于以PCR为基础的WGA方法。然而多重置换扩增法对模板要求很高，无法扩增降解DNA，可能产生一定非特异扩增的现象。多重置换扩增法目前广泛应用于SGD-PGD检测，与SNP/STR

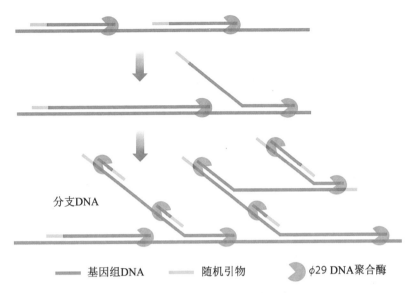

分支DNA

━━ 基因组DNA　　━━ 随机引物　　◖ φ29 DNA聚合酶

图5-2-2　多重置换扩增反应示意图

注：图片引自 Huang L, Ma F, Chapman A, et al. Single-Cell Whole-Genome Amplification and Sequencing: Methodology and Applications［J］. Annu Rev Genomics Hum Genet, 2015, 16: 79-102

单体型分析方法相结合,提高临床诊断准确性。然而正是由于扩增片段较长,多重置换扩增法与大多数PGS检测平台并不兼容,无法实现PGD与PGS共筛查。

3. 多次退火环状循环扩增技术（multipleannealing and looping-based amplification cycles,MALBAC）

MALBAC技术于2012年由谢晓亮研究组首次报道（见图5-2-3）,是一种全新的WGA方法。MALBAC法不是将DOP-PCR和多重置换扩增相结合,而是存在本质上的区别。特点在于采用半链扩增,减少由于指数扩增而加重的序列依赖的扩增偏好。MALBAC不是复制扩增产物,而是通过保护扩增产物仅对起始DNA模板进行复制。MALBAC引物由一段位于5′末端27个核苷酸序列的通用引物序列和位于3′末端8个核苷酸随机引物序列组成,这种设计可以使引物在低温条件下与模板结合。最初当温度达到70～75℃时,反应体系内可以得到0.5～1.5 kb长度不一的半扩增子,这些半扩增子会随着后续达到变性温度而从模板上溶解下来并进一步扩增形成具有互补末端的全扩增子。当温度降到58℃,全扩增子形成发夹结构以防止其进一步扩增。这样的半链扩增在最

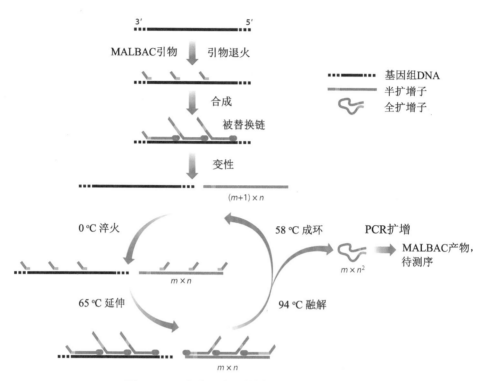

图5-2-3 多次退火环状循环扩增技术示意图

注：图片引自 Huang L, Ma F, Chapman A, et al. Single-cell whole-genome amplification and sequencing: methodology and applications［J］. Annu Rev Genomics Hum Genet, 2015, 16: 79-102

初的几个循环中避免了扩增偏好性，随后对全扩增子进行指数级扩增。与多重置换扩增不同，MALBAC技术并没有完全避免扩增的偏好性，同时MALBAC所使用的DNA聚合酶的保真性低于phi29 DNA聚合酶。但MALBAC技术从基因组覆盖度、扩增均一性、重复性、ADO以及假阳性率等多个指标的综合评分优于DOP-PCR和多重置换扩增法。对于PGS，MALBAC还具有一个巨大的优势就是可以实现PGD和PGS同时检测。

综上，以PCR为基础的WGA扩增方式产量高且操作简单快速，但扩增偏好性强、扩增片段短、易引入突变，仅适用于PGS；多重置换扩增方法扩增片段长、保真性好、偏好性小，更适用于SGD-PGD检测；MALBAC的综合评分最高可以广泛应用于临床PGD/PGS的检测（见表5-2-1）。然而，单基因种类复杂，实际应用时应根据不同基因及突变类型选择更为有效的扩增方式。

表5-2-1　常见WGA方法比较

方法	产物长度	优　点	缺　点	应用
DOP-PCR	<2 kb	产量较高,操作时间短	具有扩增偏好性,产物片段较短且可能引入突变	PGS
MDA	<100 kb	保真性好,覆盖率高,产物片段长,扩增偏好性小,ADO发生率低	对模板质量要求高,扩增时间长	单病PGD
MALBAC	<2 kb	灵敏度高,扩增均一性好,覆盖率高,ADO发生率低	扩增产量低,扩增片段短	单病PGD/PGS

注：DOP-PCR（简并寡核苷酸引物PCR）；MDA（多重置换扩增法）；MALBAC（多次退火环状循环扩增技术）；PGD（植入前遗传学诊断）；PGS（植入前遗传学筛查）

（王丽雅，严　恺，金　帆）

第三节　胚胎植入前遗传学诊断新技术展望

一、NGS技术在PGD中的应用

（一）NGS技术的发展

尽管以Frederick Sanger发明的双脱氧链终止测序法为代表的第一代测序技术在HGP和人类疾病的研究中发挥了重要作用,但低测序速度和测序通量限制了其大规模的应用。基因组学的迅速发展对更快速、更低廉、更精确的测序技术需求越来越大,这一需求催生了NGS技术发展与革新。2005年以后一些研究团队和公司开发的以边合成边测序（sequencing-by-synthesis,SBS）为核心特征的NGS技术相继问世。这些测序技术主要通过大规模并行测序（massively parallel sequencing）的手段,即同时对数以百万计的短DNA片段测序,获得海量的序列信息,然后利用强大的生物信息学工具进行分析。NGS技术的出现,对基因组学研究和生物医学领域带来了巨大的影响。*Nature Methods*杂志在2014年点评了过去十年中对生物学研究影响最深的十大技术,

NGS技术居于首位。NGS技术平台主要包括Roche 454测序平台、Illumina测序平台和Thermo Fisher测序平台。

1. Roche 454 测序平台

454生命科学公司在2005年底最早发布了GS 20测序系统（genome sequencer 20 System），被认为是第一台商用化的NGS测序仪，开创了边合成边测序的先河。GS 20的出现解决了高通量测序问题，简化了样品准备步骤，同时缩小了测序反应体积。454公司被Roche公司收购之后，于2007年推出了GS FLX。

GS FLX系统和GS 20一样，是一种基于焦磷酸测序（pyrosequencing）原理，并依靠生物发光而建立起来的测序技术。通用引物结合到模板后，在每轮反应中，加入一种dNTP，如果能与模板相匹配，则产生光信号，通过检测光信号的有无和强弱，从而达到实时测定DNA序列的目的。由于焦磷酸测序原理的局限性，最初这一方法对每个片段仅能获得400～500 bp的读长，通过不断地改进和升级，目前升级后的GS FLX+能够产生高达1 000 bp的测序读长。在目前面世的几种NGS技术中，GS FLX系统具有最长的读长，对于单个片段的读长已经赶超了Sanger测序的水平，较长的测序读长能够大大降低后期生物信息学分析的难度。GS FLX的缺点在于测序成本较高，且其焦磷酸测序反应对于连续同种碱基的测序比较困难。相对于其他平台，其扩展性和成本方面已难有升级和改良空间。

2. Illumina 测序平台

Illumina测序平台源于其2006年底收购的Solexa测序平台。Illumina测序平台采用可逆性末端边合成边测序反应，在反应体系中加入引物和DNA聚合酶，同时向每一轮反应中加入含有终止基团和不同荧光标记的dNTP，因而在每一轮反应中仅能有一个碱基被添加到合成链，其显示出的相应荧光信号被测序系统的相机读取。此后末端终止基团和荧光基团被去除，一轮反应结束，并开始进行下一轮反应。进行多少轮反应，就能获得多少读长的DNA片段。

Illumina公司目前拥有多种不同功能定位的测序平台，主要包括HiSeq 3000/4000、NextSeq 500、Miseq和Hiseq X Ten等。其中HiSeq 3000/4000适合大规模基因组学，HiSeq 3000每次运行可完成6个人类全基因组重测序，90个外显子组测序（假定每个外显子组测序4 Gb数据），而HiSeq 4000的工作能力是HiSeq 3000的2倍。NextSeq 500通量灵活，适合日常基因组学，其运行模式分为中通量和高通量两种，以支持不同应用需求。MiSeq专注功能，其操作快速简约；适合靶向和小型基因组测序。HiSeq X Ten则专为群体规模的人类基因组测序而设计，包括10台超高通量的测序仪，每年可完成超过18 000个人类基因组的测序。由于具有高通量、高准确性、高灵敏度和低运行成本等突出优势，Illumina测序平台目前已成为全球最大的NGS平台市场份额占有者。

3. Thermo Fisher 测序平台

Thermo Fisher在2013年收购Life Technologies公司，其NGS平台主要是ABI SOLiD系统和Ion Torrent系统。

应用生物系统公司（Applied Biosystems, Inc., ABI）在自动化Sanger测序仪方面处于市场领导地位，但直到2007年该公司的NGS平台ABI SOLiD（Supported Oligo Ligation Detection）系统才开始应用。SOLiD的独特之处在于边合成边测序过程中采用的是连接反应，而不是聚合酶延伸反应。

ABI和Invitrogen于2008年合并成立Life Technologies公司。2010年，Life Technologies公司收购Ion Torrent公司，将半导体技术应用于其测序产品，并陆续开发了Ion PGM和Ion Proton系列产品。Ion Torrent测序系统是一个基于半导体技术的高通量测序仪。该系统使用布满小孔的高密度半导体芯片，每个小孔都是一个测序反应小池，小孔底部安装有传感器。当DNA聚合酶把核苷酸连接到延伸的DNA链上时，会释放一个氢离子，反应池溶液的pH值随即发生改变，而且可被位于池下的传感器检测到，把化学信号转化为数字信号，进而读取出DNA序列。若DNA链存在两个相同的碱基，检测到的信号即会加倍，相应则记录两个连续相同的碱基。如果模板中的下一个核苷酸和芯片的核苷酸不相匹配，则检测不到电信号改变。由于该测序是直接检测DNA的合成，不需要拍照、扫描的环节，因此极大地缩短了运行时间。半导体芯片技术的使用，使整个平台均有极高的扩展性和快速测序性能。

（二）使用NGS技术寻找遗传疾病的致病基因

人类遗传疾病的研究核心是基因组。借助NGS技术，研究者可快速准确地找到和疾病相关的基因序列和/或结构的异常改变，从而确定致病基因和致病变异。当前,利用NGS技术研究遗传疾病的主要技术策略包括外显子组测序、目标区域重测序以及全基因组重测序。

1. 外显子组测序

NGS的出现为人类基因组研究带来了革命性的改变。这种高通量平行测序技术在一次运行即可以产生数亿个短片段测序序列。即使如此,实现全基因组水平测序仍然成本较高,大规模化的开展尚不成熟。目前,广泛应用于临床和科研的外显子组测序(exome sequencing)技术,让我们可以专注在<2%的基因组外显子区域。

外显子组测序是指利用DNA序列捕获或者靶向多重扩增技术将人类基因组外显子区域的DNA富集,再进行测序的一种基因组分析方法(见图5-3-1)。尽管外显子组测序不能发现基因非编码区中的潜在致病位点,但它仍是探寻单基因遗传病,甚至复杂遗传疾病的有效手段之一。其主要原因包括:第一,蛋白质编码区域的定位克隆研究已经被认为是研究单基因遗传病的有效手段;第二,已发现的孟德尔式疾病的致病变异约有85%位于基因的蛋白质编码区域;第三,氨基酸序列改变的罕见变异常可能对蛋白质的功能产生较

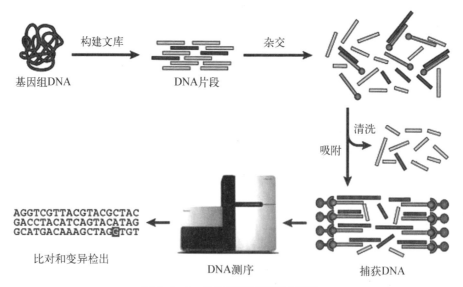

图5-3-1 外显子组测序基本流程

注:图片引自Bamshad MJ, Ng SB, Bigham AW, et al. Exome sequencing as a tool for Mendelian disease gene discovery[J]. Nat Rev Genet, 2011, 12(11): 745-755

大影响。综上，占人类基因组<2%的外显子组目前被认为是寻找单基因遗传病致病变异的理想区域。外显子组测序技术也因此在2010年被*Science*杂志评为年度十大科学突破之一。

目前主流的外显子组捕获方法包括Illumina 公司的 Nextera快速捕获外显子试剂盒、Thermo Fisher公司的Ion Ampliseq 外显子组试剂盒、Roche NimbleGen公司的SeqCap EZ人类外显子库和Agilent 公司的SureSelect外显子靶向序列富集系统。

2. 目标区域重测序 (targeted re-sequencing)

目标区域重测序是指通过靶区域捕获或扩增的方法富集感兴趣的目标区域或基因，然后进行高通量测序。在全基因组测序和外显子组测序成本相对较高的时期，目标区域重测序可提供另一种廉价、高效的选择。

目标区域重测序的关键技术在于将待测区域或基因捕获。目前主要有两种方法：一种是基于杂交的方法。无论是基于芯片杂交捕获，还是基于液态杂交捕获，该方法对起始DNA量要求较大。另外一种是基于PCR的方法。该方法的优点是特异性和灵敏度高，对起始DNA量要求较少。基于这两种方法，许多公司已开发出用于捕获某些遗传疾病致病基因以及可以个性化定制目标区域的重测序方案。Thermo Fisher公司的Ion AmpliSeq，通过突破多重PCR的常见障碍，搭建了一个开放性的稳定流程。其针对遗传病设计的Ion AmpliSeq Inherited Disease Panel，利用3个引物池共超过1万对引物，扩增与超过700种遗传病相关的328个基因的外显子区域，包括心血管疾病和遗传代谢类疾病和发育性疾病等。

目标区域重测序有助于超大规模和极低成本筛查感兴趣疾病的致病基因，特别在临床诊断方面已显现出巨大潜力。

3. 全基因组重测序

NGS的发展以及测序成本的降低，极大地增加了人们对人类全基因组测序的能力。现阶段全基因组测序的费用仍然相对较高（**见图5-3-2**），外显子组测序和目标区域重测序作为一种替代方法在临床和科研领域推广较大，但以上两种技术上的固有缺陷，使得其只能获得基因外显子内部和边界很小一段区域的变异信息，而对于发生在非编码区的DNA变异则束手无策。而且，此类方法不能检测基因组内片段较大的结构变异。

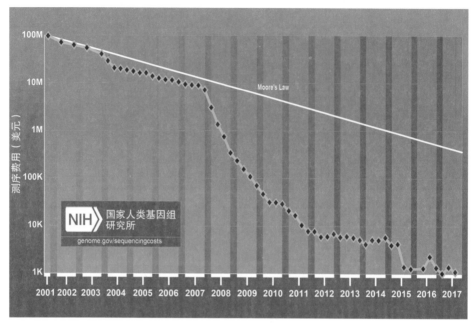

图5-3-2 人类基因组测序费用（2001—2017年）

注：数据引自http://www.genome.gov/sequencingcosts，2017-12-30更新

全基因组重测序（whole genome re-sequencing）是对基因组序列已知的物种进行测序，并以此为基础进行个体甚至群体水平的遗传信息分析。利用全基因组重测序技术，医学工作者或科学研究者可以获取最全的基因组信息、筛查遗传改变（如SNP、CNV、Indels和结构变异等）、实现遗传变异分析和预测。随着NGS费用的逐年降低，通过全基因组重测序绘制个人全基因组图谱的成本也将越来越低廉，相应的个体化医疗时代也随之来临。测序技术的快速发展，已使得全基因组重测序逐渐成为临床检测和疾病研究领域的有效方法。

（三）基于NGS技术的SGD-PGD

遗传学和基因组学的发展不仅影响了生物医学的研究进程，也改变了人们处理医学健康问题的方法。作为医学领域快速发展的生殖医学，正整合基因组学和临床医学的有效技术，为不育治疗提供个体化解决方案。辅助生殖技术已将以往用于研究单基因遗传病的遗传学方法用于胚胎PGD。目前，已知致病基因突变位点的家系数量逐年增多,SGD-PGD的需求亦持上升趋势,申请进行SGD-PGD的患者已成为临床辅助生殖治疗的重要人群。

单基因遗传病高风险夫妇的PGD已经成功开展二十余年,但由于PGD的诊断材料仅一个卵裂球或少数几个活检的囊胚滋养层细胞,而且每个病例常需要花费大量时间来评估、优化特异的单细胞变异位点检测体系,其诊断能力满足不了单基因遗传病家系进行PGD的需求。相应地,国内外开展SGD-PGD的数量也远不及PGS的数量。以往,单基因遗传病PGD多数使用巢式PCR或多重巢式PCR扩增,针对变异位点的特异靶向序列扩增,再进行测序或后续的分子生物学分析;或者先采用单细胞WGA技术对DNA进行预扩增,再进行后续分析。WGA是一种旨在以最小的扩增偏倚完整均一地扩增整个基因组序列的技术,其产物可进行多次、多位点分析。目前较多使用的WGA技术包括简并DOP-PCR和多重置换扩增技术。

新兴的NGS通量高、可高度并行,并可进行单碱基分辨的数据遗传分析,目前已用于PGD。NGS的并行特性使得同时检测多个样本的多个特定基因组位点成为可能。通过样本特异的DNA条码(bar codes)方案,研究者可以在一次测序中同时检测不同样本的不同区域。NGS的这些特性也使得在一个平台同时检测非整倍体和单基因遗传病成为可能。尽管存在通量高和并行检测等优点,NGS技术在单细胞中的应用还处于早期阶段。NGS技术固有的技术性测序错误使其在PGD的应用中变得复杂。首先,测序深度不足,可能导致假阳性或假阴性的判定结果。测序深度是指基因组特定位置上序列读段(reads)的重复个数,也即特定碱基被测序的次数。测序深度越大,准确性越好;相反,低测序深度可引起准确性下降。在同样比例读段的情况下,测序深度100×(20个读段为A,80个读段为T)较测序深度10×(2个读段为A,8个读段为T)的判读要容易。因此,测序深度是提高基于NGS PGD准确性的一个关键因素。其次,活检细胞仅有痕量DNA用于NGS也是限制其在PGD应用中的一个因素。由于单个细胞仅含有6 pg基因组DNA,因需要通过WGA产生足量的DNA。与单基因遗传病的其他PGD解决方案一样,基于NGS的PGD最大的问题也是ADO。杂合等位基因的一个等位基因通常有5%~10%的可能不能被检出。这不仅是由于WGA效率不高,也可能是用于诊断待检位点的引物结合不充分发生的随机问题。由于ADO造成的诊断错误在常染色体显性遗传疾病中尤为突出。如果ADO发生在显性突变等位基因，那么检出结果只能看到正常的等位基因，在临床上会发生假阴性的结果。

在SGD-PGD中，单细胞基因扩增诊断仍不能完全避免ADO问题，因此相关指南推荐采用连锁分析的方法进行胚胎PGH。主要原理是通过检测胚胎的突变位点及其两侧的多态性标记位点，结合家系单倍型进行连锁分析。理论上一个单倍型包含突变等位基因及其连锁的多态性标记，另一个单倍型包含正常等位基因。如果ADO发生在突变位点，研究者仍可根据与之连锁的多态性单倍型推断该突变位点是否存在，从而可规避在单细胞扩增中等位基因丢失的问题。NGS技术的出现加速了PGH的技术革新。利用目标序列捕获体系，结合NGS技术快速筛选与致病变异连锁的单倍型信息，通过整合受检胚胎的致病变异信息和连锁SNP信息，可有效规避单细胞WGA过程中ADO的影响，提高SGD-PGD的准确率。目前，基于NGS的PGH已在临床中广泛应用，是未来SGD-PGD的重要发展方向。

NGS技术应用于PGD的临床研究目前报道仍较少。Yin等开展了胚胎细胞非整倍体筛查的临床前研究，研究者使用NGS对囊胚WGA产物进行了低覆盖度的全基因组测序，研究发现，约75%的胚胎来自夫妻染色体结构异常患者。WGA产物的平均测序深度为$0.07\times$，平均覆盖度为5.5%。研究者将基于NGS得到的结果与SNP芯片得到的结果进行比较，结果发现活检囊胚滋养细胞测序的38个囊胚中，整倍体占68%（26/38），非整倍体占32%（12/38），与SNP芯片结果一致。对于存在染色体不平衡重组的胚胎，基于NGS的方法在某些区域提供了更准确的结果。Treff等基于Ion Torrent测序平台开展NGS的靶区域捕获测序，对携带Walker-Warburg综合征、囊性纤维化、X-连锁低磷性佝偻病、家族性自主神经失调或神经纤维瘤病1型等共6对夫妇的胚胎WGA产物开展NGS-PGD，结果显示，NGS-PGD结果与实验室另两个传统方法的结果完全一致。此外，NGS-PGD具有检测周期短、通量大和成本相对较低等优点。

基于NGS-PGD不仅可以检测胚胎中致病基因和染色体缺陷，也可检测那些可影响胚胎植入和妊娠维持的基因是否有缺陷，从而达到同步评价胚胎的作用。

（四）基于NGS技术的染色体组拷贝数分析

NGS中测序深度和有效的生物信息学算法的结合不仅可用于PGD，也可用于计算DNA拷贝数。例如，通常三倍体区域较二倍体区域测序深度为1.5×。NGS这种特性是设计用于早期胚胎非整倍体筛查PGS的设计关键。

以往对于染色体平衡易位的患者，PGD主要通过微阵列技术确定可供移植的整倍体胚胎。目前，已有研究NGS技术与复杂的生物信息学算法联合应用。Wang等开发出一种适用于单细胞分析的高分辨率拷贝数变异测序方法（copy number variation sequencing，CNV-Seq），通过回顾性临床试验和双盲检测，比较CNV-Seq和array CGH与对相同的单个卵裂球细胞WGA产物的检测效果，以验证CNV-Seq的检测效能。评估结果显示，CNV-Seq在检测染色体整倍体、非整倍体以及非平衡性易位方面具有高度的灵敏性和特异性。此外，CNV-seq也可用于易位染色体异常分离引起的小至1 Mb的末端非平衡易位检测、比对以及精确定量。这些验证研究显示，CNV-Seq进行胚胎检测具有准确、可靠的特点，有望进一步提高PGS的总体效率。

二、Karyomapping技术在SGD-PGD中的应用

单基因遗传病是指人类因单个基因缺陷所引起的遗传病，包括核苷酸变异、基因内片段插入、缺失、重复等。按其遗传方式可分为常染色体显性/隐性遗传、X连锁显性/隐性遗传、Y连锁遗传和线粒体遗传。估计超过1万种人类疾病为单基因遗传病。单基因遗传病具有先天性、终身性等特点，由于绝大部分单基因遗传病无法从根本上治愈，一旦罹患单基因遗传病，将对家庭和社会造成严重的负担。SGD-PGD技术可以在胚胎时期选择不携带致病基因的胚胎，能够从根本上切断单基因遗传病的遗传途径，从而达到避免后代罹患单基因遗传病的目的。在辅助生殖领域，单基因遗传病一直是研究热点，但是由于技术所限，现有的SGD-PGD方法都是针对某种特定的单基因遗传病设计胚胎检测方案，但由于胚胎细胞来源少、扩增困难、对操作者要求高，现有的SGD-PGD方案大多局限于几十种病种，对其余发病率较低的单基因遗传病则没有很好的检测方案。因此，建立一种通用的、操作简单的、适用广泛单基因遗传病的

SGD-PGD方案就显得非常重要。

Karyomapping技术是美国Illumina公司生殖和遗传部门的首席科学家 Alan Handyside教授发明的针对所有单基因遗传病的PGD技术,该技术采用 Illumina的BeadArray专利技术,使用其专用分析方法,可以在一个平台上针对 几乎所有的单基因遗传病进行检测。

1. Karyomapping技术原理及检测方法

Karyomapping技术是基于连锁分析技术检测胚胎单基因遗传病的方法,该 方法可对单个或者数个细胞进行植入前单基因遗传病的检测,适用于父母有严 重遗传病,或者父母生育过有遗传病患儿的家庭。

当前SGD-PGD主要通过检测疾病相关基因附近的短片段重复序列(short tandem repeats, STR)。每一种遗传性疾病的STR检测都必须针对每对要求测 试的夫妻以及每一种遗传性疾病单独开发设计,需要由高度熟练的科学家进行 操作。而这种单独设计STR检测方法的开发通常需要几周或几个月的时间,因 此基于STR检测方法的复杂性意味着检测成本高、耗时,且仅少数特定的实验 室可以开展。Karyomapping技术是采用连锁分析技术来检测单基因遗传病,通 过对希望生育健康子代的父母和一位已知该单基因遗传病状态的近亲(如子 代)作为参照,在全基因组范围内进行SNP位点的信息分析,确定与致病基因 位点连锁的SNP单体型及与正常等位基因连锁的SNP单体型,再通过对活检胚 胎细胞的SNP位点信息进行分析,判断胚胎所遗传的相应区段染色体的亲代来 源。Karyomapping技术提供了一个全面的单基因遗传病的分析方法,而无须对 特定的疾病和患者设计相应的检测方法。

Karyomapping技术的实验目标是确认每个胚胎是否遗传了和参照个 体(如先证者)同样的致病染色体区段。该技术首先需要确认"可提供信 息的(informative) SNP"。"可提供信息的SNP"是指可以根据该SNP的基 因型,确认胚胎染色体是遗传于父源或是母源。在典型的分析实例中,发现 20%~40%的SNP能够提供这样的信息,而其他SNP则是"不可提供信息的 (non-informative) SNP"。在Karyomapping技术的分析中,有6万~12万个分布 于整个基因组的SNP能够提供染色体定相(phasing)信息,这些SNP平均距离 为15.5~31 kb。表5-3-1列出了"可提供信息的SNP"和"不可提供信息的 SNP"实例。

表5-3-1 "可提供信息的SNP"和"不可提供信息的SNP"

父 亲	母 亲	是否可提供信息
A<u>B</u>	AA	可提供父源信息
A<u>B</u>	BB	可提供父源信息
AA	A<u>B</u>	可提供母源信息
BB	A<u>B</u>	可提供母源信息
AA	AA	不可提供信息
AA	BB	不可提供信息
AB	AB	不可提供信息
BB	BB	不可提供信息
BB	AA	不可提供信息

注：标记下划线的位点为可提供信息的SNP等位基因

　　如表5-3-1所示，"可提供信息的SNP"需要满足父方和母方在同一位点的SNP需要一个是纯合、一个杂合；标记下划线的SNP等位基因可用来定相胚胎和参照个体是否在同一位置，该SNP称作"可提供信息的SNP"。如果胚胎和参照个体在同一位点遗传了或者没有遗传"可提供信息的SNP"，则两者从父母处遗传了同样的染色体，反之则遗传了不同的染色体。如果胚胎和参照个体遗传了同样的染色体，这种情况称之为"同相（in phase）"，反之则为"不同相（out of phase）"。表5-3-2是一个胚胎父源染色体定相的例子。

表5-3-2 使用可提供信息的等位基因进行胚胎父源染色体定相

父 亲	母 亲	参照个体	胚 胎	定 相
A<u>B</u>	AA	A<u>B</u>	A<u>B</u>	同相
A<u>B</u>	BB	BB	A<u>B</u>	不同相
A<u>B</u>	BB	A<u>B</u>	BB	不同相
A<u>B</u>	BB	A<u>B</u>	A<u>B</u>	同相
A<u>B</u>	AA	AA	AA	同相

续　表

父　亲	母　亲	参照个体	胚　胎	定　相
A<u>B</u>	AA	A<u>B</u>	AA	不同相
A<u>B</u>	BB	BB	BB	同相
A<u>B</u>	AA	AA	A<u>B</u>	不同相
A<u>B</u>	BB	BB	A<u>B</u>	不同相
A<u>B</u>	BB	A<u>B</u>	BB	不同相

注：标记下划线的位点为可提供信息的SNP等位基因

　　基因分型检测中ADO，如等位SNP中一有个SNP位点扩增失败而无法检测，会对结果造成很大的影响。ADO在WGA中随机出现，且每个等位位点的影响均等。在最严重的情况下，有将近80%的位点会发生ADO。使用Karyomapping技术检测时，因为有大量的SNP数据用于定相分析，所以该技术即便有相当高比率的ADO仍能够对结果进行判读。实际分析中，ADO可能造成胚胎中"可提供信息的SNP"丢失，一个基因型为AB的位点，有可能判读为AA，或者BB。因此我们将"可提供信息的SNP"分类为"关键（key）SNP"和"非关键（non-key）SNP"。"关键SNP"是指该SNP为"可提供信息的SNP"，且ADO对其定相不会有影响，"关键SNP"是定相最为主要的工具；"非关键SNP"不是真正的纯合，往往因为ADO而丢失了"可提供信息的"位点，从而改变了这些位点的定相，"非关键SNP"不能用于定相（见表5-3-3）。

表5-3-3　"关键SNP"和"非关键SNP"

提供信息方式	父　亲	母　亲	胚胎检测结果
可提供父源信息的SNP	A<u>B</u>	AA	A<u>B</u>（关键SNP） **B<u>B</u>**（关键SNP） AA（非关键SNP）
	AB	BB	**A<u>B</u>**（关键SNP） **A<u>A</u>**（关键SNP） BB（非关键SNP）

续　表

提供信息方式	父　亲	母　亲	胚胎检测结果
可提供母源信息的SNP	AA	A**B**	A**B**（关键SNP） **BB**（关键SNP） AA（非关键SNP）
	BB	**A**B	A**B**（关键SNP） **AA**（关键SNP） BB（非关键SNP）

注：标记下划线的位点为可提供信息的SNP等位基因

Karyomapping技术采用Illumina的SNP芯片获取待检样本每个SNP位点的信息，并将这些信息导入BlueFuse Multi软件，对每一个位点的SNP的信息进行分析，从而获得胚胎每条染色体单倍型区段（haploblocks）信息，并显示在软件界面上。根据单倍型区段信息，结合每个区段"关键SNP"和"非关键SNP"的信息，对胚胎每条染色体的致病基因携带状态进行评判。根据足够的SNP统计和可视化的结果，实验人员可作出相应判断。

Karyomapping技术有以下优点：① 与现有的STR技术相比，流程更快，可快速获得结果；② 准备较少，无须针对病例进行检测方案的个体设计；③ 覆盖广泛，几乎适用于所有单基因遗传病。

2. Karyomapping技术主要流程

Karyomapping技术使用Illumina的SNP芯片确定一个特定等位基因的基因型。该技术主要分为3个过程，如图5-3-3所示。① 使用SureMDA DNA扩增系统对待检卵裂球细胞或滋养外胚层细胞基因组DNA进行WGA，以满足后续操作流程的需求量。SureMDA DNA扩增系统专用的缓冲液和试剂可从单个或几个细胞中获得大量的DNA。② 将扩增得到的胚胎DNA，以及父母和参照个体（如先证者）基因组DNA同时与Human Karyomap-12 Bead Chip杂交。③ 在iScan或者NextSeq 550扫描系统中进行芯片扫描后，使用含Karyomapping技术模块的BlueFuse Mult分析软件对结果进行分析、呈现。

3. Karyomapping技术应用案例

Karyomapping技术在SGD-PGD方面有着广泛的应用，使用Karyomapping技术的SGD-PGD不需要针对特定的疾病或患者进行专门的方法设计，仅需从

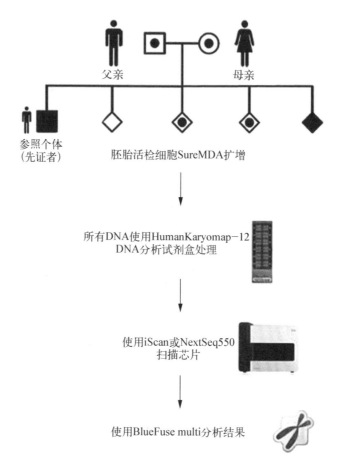

图5-3-3　Karyomapping技术主要流程

父母和近亲获得已知疾病状态的血液样本,确定特定致病基因位点后,通过比较胚胎染色体中致病基因位点所在的DNA片段与已知疾病状态亲属的同一片段的一致性来判断胚胎是否也携带此致病突变,显著减少PGD所需的时间。由于Karyomapping大约有300 000个覆盖全基因组的SNP,这意味着采用该技术可以筛查几乎任何一种单基因遗传病。

　　Karyomapping技术目前已经对超过26种单基因遗传病进行检测(见表5-3-4),并与传统的STR-PCR的方法进行了对比验证。Natesan等对44个单基因遗传病家系的218胚胎样本使用Karyomapping技术重新进行了双盲分析。将采用Karyomapping技术分析的结果与之前采用直接突变检测和靶向单倍型

表5-3-4　目前已使用Karyomapping技术进行PGD的单基因遗传病

PGD疾病名称	遗传方式	基　因
Crigler Najar综合征	AR	UGTIA1
Bardet Biedl综合征3型	AR	ARL6
亨廷顿病	AD	HTT
面—肩—肱型肌营养不良症	AD	FSHD
脊髓性肌萎缩症	AR	SMN1
恶性小儿石骨症	AR	OSTM1
常染色体隐性遗传多囊肾病（ARPKD）	AR	PKHD1
囊性纤维化	AR	CFTR
先天性脂肪代谢失调1型	AR	AGPAT2
β-地中海贫血症	AR	HBB
镰状细胞贫血症	AR	HBB
Smith-Lemli-Optiz综合征	AR	DHCR7
乳腺癌易感（BRCA2）	AD	BRCA2
视网膜母细胞瘤	AD	RB1
丙酸血症	AR	PCCA
Li-Fraumeni综合征	AD	TP53
乳腺癌1型	AD	BRCA1
黑斑息肉综合征	AD	STK11
家族性高胆固醇血症	AD	LDLR
强直性肌营养不良1型	AD	DMPK
Bardet Biedel综合征	AR	MKKS
杜氏肌营养不良	XR	DMD
X染色体长臂缺失	/	/
脆性X综合征	XD	FMR1
X-连锁肌小管性肌病	XR	MTM1
色素失禁症	XD	IKBKG

分析的结果进行比较,发现97.7%(208/213)的胚胎样本与之前的分析结果完全一致。在37个单基因遗传病家系中,共156个胚胎两者的分析结果完全一致;一个Peutz-Jeghers综合征的PGD病例由于在STR位点间出现了染色体重组(通过Karyomapping分析发现),且无法在基因附近找到提供信息的STR标记,而最近的STR位点只能提供部分有用信息,因此该病例的PGD主要是根据突变检测结果进行判断,无法排除ADO的影响;如果将亲代的染色体重组情况加以考虑,则传统方法STR等位基因的定相分析和Karyomapping的结果完全一致。在剩余的7个病例中,由于样本存在大片段的同源片段,STR标记仅能提供部分信息,这些病例也是主要根据突变位点信息进行判断,Karyomapping技术和传统方法有91.2%(52/57)的一致性,8.8%(5/57)的卵裂球活检样本存在结果不一致的情况;进一步分析结果显示,传统检测方法仅用1个STR标记来判定结果,而Karyomapping的结果有更多的SNP来支持,因此这些不一致的结果需要更多的研究来验证。

总之,与现有PGD检测方法对比,Karyomapping不仅能准确地获得检测结果,而且灵活性较好。此外,Karyomapping的另一个优势是在进行SNP基因型分析的同时,可同时检测染色体变异以及其亲代来源,包括非整倍体及染色体的部分缺失。

(张军玉,徐晨明)

第四节　常见的实验室问题和应对措施

PGD或PGS的实验材料为活检自胚胎的细胞。根据活检时期的不同,大致分为3类,包括卵子/合子的极体活检、6～10细胞卵裂期胚胎的卵裂球活检和囊胚期胚胎的囊胚滋养层细胞活检。无论是哪个时期,所获得的细胞数量都极为有限,一般为1个,卵裂球活检最多可2个,囊胚活检可至3～5个。目前,PGD的诊断技术主要包括单细胞PCR、FISH以及在两者基础上衍生的新技术,如CGH、NGS等,其中单细胞PCR可用于诊断单基因遗传病/三联体重复序列异常和胚胎性别。由于仅有一套DNA模板，单细胞PCR面临很多问题，最突出的是污染、ADO、优势扩增及扩增失败，其中污染可能存在于PGD前后的整个过程，而ADO、优势扩增及扩增失败则主要集中于PCR阶段，本节将对这些问题出现的原因及对策进行分析。

一、污染

1. 污染来源及可能的防护策略

PGD过程中出现的污染可能是最神秘但是最容易确认的。在加倍小心、合适的设备、经验丰富的情况下，外源DNA污染大部分可以被清除。如表5-4-1所示，污染来源大致可分为以下几类：母源污染（卵丘细胞）、父源污染（精子）、操作者来源的污染，以及实验试剂和实验室环境来源的污染。

来自父母的污染是在单细胞PCR之前即引入的，其中母源的污染主要来自卵丘细胞，而父源的污染则主要来自附着于透明带或者位于卵裂球内浓缩的精子。Thornhill等报道，在受精及活检时，采用正确的措施可以有效防止来自卵丘细胞或者精子的污染。

Lewis等研究显示，除了来自父母细胞的污染，单细胞PCR其他的污染源包括来源于操作者的污染，以及来源于试剂及实验室环境带来的污染。胚胎活检、细胞裂解及PCR过程中很容易出现由操作者带来的污染，而PCR过程中则很容易出现由于试剂及实验室环境等不严格而出现扩增产物附带污染的可能。采用严格的实验条件，包括操作者穿着合适的衣物；胚胎活检、细胞裂解、PCR前后等各个步骤在紫外线处理后不同区域进行操作；使用单独的设备以及使用严格条件下准备的一次性试剂等，均可将上述两种来源的污染可能性降低。

为了实现对污染的质控，在PGD检测过程中，需注意阴性对照的设置。本作者所在单位的实验室常规为每例患者设置一个阴性对照。但是，在实际操作过程中，每个独立的检测都可能会出现随机污染，而随机污染利用阴性对照并不能被发现。DNA指纹分析是十分有效的检测污染的手段。美国某PGD中心在超过200个周期共2 053个胚胎检测中发现，5.5%的胚胎中存在多余的STR等位基因，而这其中有86%的胚胎相对应的阴性对照中未检测到污染的存在。在有污染的样本中，大部分的多余等位基因不是起源于父母，提示为外源性污染,而不是非整倍体。这些数据提示在PGD检测体系中加入高度多态的遗传标记位点(STR)十分必要,同阴性对照不同,DNA指纹分析可检测与待测胚胎细胞同一PCR管内的污染,即使极低量的污染也可以检测到,极大地降低了因污染导致的误诊。

此外,目前广为使用的多重PCR(同时扩增3～4个或者更多个基因区域内与突变位点连锁的位点)和PGH,可以避免因污染及ADO导致的误诊(见表5-4-1)。

表5-4-1 污染来源及解决方案

污 染 来 源	可 能 的 解 决 方 案
母源污染	在胚胎活检前仔细移除所有的卵丘细胞
父源污染	采用ICSI技术进行受精
操作者来源的污染	合适的着装、口罩及手套等
试剂及实验室环境来源的污染	各步骤在不同的房间操作、使用指定的试剂和仪器、紫外消毒等

注:本表引自:Wilton L, Thornhill A, Traeger-Synodinos J, et al. The causes of misdiagnosis and adverse outcomes in PGD[J]. Hum Reprod, 2009, 24(5): 1221-1228

2. ESHRE在有关PGD/PGS的指南中对防止污染的建议

(1)实验室环境:活检、扩增前、扩增及扩增后的实验室需有严格的物理分区,扩增前操作最好在有正压的房间,而扩增后操作最好在有负压的房间进行,并且用闸室封闭。

(2)设备及耗材:每个区域的设备及耗材等都需专用,不可混用。扩增前的试剂需远离任何DNA。需有合适的物品单向流动规范,避免扩增后的产物回到扩增前的区域。所有的设备和耗材均需符合标准操作规范规定的使用标准,并依照规范定期维护和保养。所有的塑料制品,包括吸头,都应该无DNA和RNA酶。每次使用前,工作台面、仪器等需用DNA去污溶液或者20%的漂白剂清洁;尽量保证管架等是一次性使用,如需重复使用,在每次使用后均需用20%的漂白剂清洁。如果可能,所购买的试剂和耗材最好是适合使用并且是分子生物学级别的。所有的DNA扩增混合物在使用前都需用紫外线或者限制性内切酶处理以达到去污的目的。

（3）操作者：需穿戴单细胞DNA扩增的防护服，包括完整的手术衣（干净、无菌、操作每个样本后更换）、手套、帽子、口罩和鞋套。手套的号码必须合适，不合适的手套会导致操作者来源的污染。可以使用乳胶或者丁腈检查手套，但不可使用乙烯检查手套，手套需频繁更换。

（4）操作规范：对于所有拟进行PGD的胚胎均采用ICSI受精以防止父源的污染，在活检前彻底移除卵丘颗粒细胞以避免母源的污染。对于每个检测的细胞，无论是在预实验阶段还是临床PGD阶段，都需设立空白对照。在转移至PCR管之前，单细胞需用无菌移液管洗涤2次，同细胞一起转移的物质的量应尽可能少。如果细胞在洗涤及转移时发生裂解，则认为移液管已被污染，需丢弃，如可能的话可考虑重新取样。

二、ADO、优势扩增及扩增失败

（一）ADO定义及关联

ADO是指杂合细胞在PCR反应过程中，其中一个等位基因随机扩增失败，从而使得杂合位点检测结果为纯合。在PGD所有可能面临的问题中，ADO是最为常见的问题，并且已经有因ADO导致一些误诊的报道。在最有经验的PGD实验室，一般情况下ADO的发生率为5%～15%。然而，很多文献报道ADO的发生率高于这个比例，并且在极少情况下可达到40%，严重影响诊断。对于显性遗传病，如果突变的等位基因出现ADO，可能会导致植入患病的胚胎。而对于隐性遗传病，ADO的出现不会导致患病胚胎的植入，但是会减少可植入的胚胎数目，导致妊娠率降低。但是，对于复合杂合突变导致的隐性遗传病，如果待检测的两个突变位点中的任一个或者两个同时出现ADO，会导致患病的胚胎被诊断为正常携带者或正常纯合子而被植入。尽管人们认识到ADO的存在已经很久，但是对这一现象出现的原因仍知之甚少，目前认为可能与细胞裂解不全、DNA降解、PCR反应条件不合适等有关。

优势扩增是指杂合细胞在PCR反应过程中，其中一个等位基因的扩增效率高于另一个。当两者的差异大于10倍时，非优势等位基因通过常规的PCR检测方法不易检出，容易造成ADO。优势扩增影响的等位基因是随机的，其原因仍不明。有文献报道,对于不同长度的等位基因,较短的等位基因比较容易出现优势扩增,这是PCR反应动力学的作用引起的。

单细胞PCR很容易出现扩增失败,文献报道扩增失败率一般为5%~10%,部分报道可超过20%。研究表明,扩增失败同胚胎的质量显著相关,质量差的胚胎可能携带降解的DNA从而使得扩增失败率较高。此外,活检细胞转移至PCR管时丢失;细胞可能无核或者已经降解;细胞裂解失败;活检、洗涤、转移等过程中导致的DNA降解等也可能导致扩增失败。

ADO和扩增失败都是由多种因素影响下的复杂情况,两者明显相关,出现高ADO的位点其扩增失败的概率也会增高。这是因为扩增失败相当于两个等位基因的ADO。据此,扩增失败的发生率约为ADO发生率的平方。Piyamongkol等研究表明,扩增失败率在受ADO影响的基础上,还要增加2%~7%,推测同ADO无关的因素是导致增加2%~7%的原因,如前面提到的细胞转移至PCR管过程中的丢失、获得了1个无核细胞、细胞裂解失败等原因。目前已有降低ADO和提高扩增效率的方法逐渐被提出,包括使用高度敏感的荧光PCR、提高PCR退火温度、使用不同的细胞裂解液等。然而,这些方法并不能有效、稳定地消除ADO及扩增失败。

(二)相关因素及实验策略

1. 预实验细胞种类的选择

Rechitsky等研究表明,细胞种类对ADO的发生率有影响。为了确保结果的准确性和敏感性,一般PGD需在单细胞如口腔黏膜细胞、淋巴细胞、成纤维细胞等上进行正常、携带者和患者的基因测试。Glentis等研究显示,淋巴细胞和成纤维细胞的ADO发生率与卵裂球相似,而口腔黏膜细胞的ADO发生率高于卵裂球。然而,Piyamongkol等研究提示,口腔黏膜细胞的ADO发生率略低于卵裂球,且两者差异不显著。ESHRE在PGD/PGS的指南中提出,使用上述提到的细胞或者经过实验检测证实可用的细胞进行PGD的预实验均是可行的。

如果可行的话,利用胚胎干细胞进行预实验的效果是最好的,因为它本身就是最终的靶细胞,但是大部分情况下,胚胎干细胞不易获得。此外,由于待检测突变周围的多态位点及其他突变位点的存在会影响PCR的效果,甚至导致PCR失败。因此,ESHRE在有关PGD/PGS的指南中建议,在正式实验前,最好利用父母的外周血DNA对实验方法进行再次验证。

2. 活检细胞数目

尽管可在不同的胚胎时期采用不同的活检方案,但是,卵裂期活检仍是目前最常见的活检方式。已报道的PGD周期的90%是采用ICSI后第3天的6～10细胞阶段胚胎的1～2个细胞进行PGD检测。然而,目前囊胚培养方法的改进使得获得4～5 d的多个细胞成为可能。Piyamongkol等研究提示,活检细胞数目增多会显著提高诊断的准确性。当细胞从1个增加为2个时,ADO和扩增失败率均显著下降。3个细胞相比于2个细胞,ADO和扩增失败率仅稍微降低。然而,有研究显示,卵裂期活检超过1个细胞对临床结局有一定的负面作用。ESHRE建议,如需活检2个细胞,最好在细胞数6个或以上的胚胎中进行。

3. 细胞裂解液

细胞裂解方法对单细胞PCR的扩增效率和ADO的发生率有明显影响。大部分PGD中心使用蛋白酶K或者碱性裂解液来实现细胞裂解。与蒸馏水相比,两种方法都可以降低ADO的发生。但是,目前最佳的细胞裂解方案仍然不明,文献报道结果是矛盾的。El-Hashemite等研究声称蛋白酶K可以实现完全消除ADO。也有研究显示蛋白酶K裂解细胞的优势,与碱性裂解液相比,使用蛋白酶K的ADO发生率降低了一半,但是并不能实现消除ADO。Verlinsky等研究发现采用这两种方法并没有出现ADO发生率的不同,而Thornhill等研究显示碱性裂解液优于蛋白酶K。这些尝试比较蛋白酶K和碱性裂解液优劣的实验室得到的结果更倾向于他们最常用的方法效果较好,提示目前现有的裂解液并没有哪一种是最好的,裂解效果的不同取决于操作者的熟练程度及操作方法。ESHRE的指南中指出,碱裂解法和蛋白酶K/十二烷基硫酸钠是公认的最佳细胞裂解方法。

4. DNA降解

DNA降解可以解释部分ADO及扩增失败。如果断裂点位于所设计的引物之间,那么PCR肯定是失败的。一条染色体断点落在引物之间会导致ADO,而两条同源染色体的断点同时落在引物之间,则会导致扩增失败。理论上,DNA的降解也会导致一定的优势扩增。从PCR第一个循环开始,一个单链的断裂会使得未断链与断链的扩增比例为2:1。DNA降解同细胞质量有关。因此，为降低ADO及扩增失败的概率，活检的细胞应该是完整且有核的。需要注意的是，在洗涤细胞时要确保尽量彻底地去除所有可能的污染物，但是又要足够温和，确保细胞没有过早裂解而出现DNA降解。

5. 细胞冻融

细胞冻融次数可能与ADO的发生率有一定的关系。冻融可能通过两种途径影响ADO发生率。一方面，冻融过程会帮助破坏细胞膜，从而有助于DNA的获得，并进一步降低ADO；另一方面，冻融又可能会破坏DNA而使DNA出现裂解，从而不利于扩增。Piyamongkol等的研究结果显示冻融会增加ADO的发生率，提示在PGD检测时需尽可能减少细胞冻融次数。

6. PCR反应条件

PCR反应条件不当会增加ADO的发生率。Ray等通过比较90℃、93℃、96℃ 3种变性温度发现，在最开始的5～10个扩增反应中，使用较高的变性温度（96℃）可明显降低ADO的发生率。然而，Piyamongkol等的结果显示，94℃和96℃的变性温度下，两者的ADO发生率无统计学差异，提示一般PCR中使用的变性温度已经超过了大部分DNA模板充分变性的温度阈值，而适当延长变性时间可能会降低ADO的发生。此外，不同的DNA聚合酶也对ADO的发生有一定的影响，而引物、侧翼序列、扩增产物的T_m值、序列组成和形成二级结构的倾向同ADO的发生相关性不大。

7. 扩增片段长度

如前所述，如果DNA降解是ADO和扩增失败的重要原因，那么这种情况可能更容易影响较长片段的扩增。由于DNA链的断裂点是随机的，因此，越长的扩增片段，DNA断裂点落在引物之间的可能性越大；并且已有证据显示大的扩增片段的ADO发生率及扩增失败率均较高。Piyamongkol等的结果显示，扩增的片段长度小于40 bp可以使ADO得率低至0，并把扩增的失败率降低至由非影响ADO的因素导致的基线值2%～7%。ESHRE的指南中指出，扩增片段长度<350 bp可获得较好的扩增效果及较低的ADO发生率。

8. 多重PCR

多重PCR是指在一次反应中扩增两个或两个以上的DNA片段，是目前单细胞诊断中经常使用的策略。由于在一次多重反应中所有的扩增片段同时出现ADO的概率很小。这种多个片段的扩增给诊断提供了冗余度，因此大大降低了因ADO导致误诊的可能。同时，相比两步的巢式PCR，一步的多重PCR可降低污染及因转管带来错误的风险。然而，一些研究组开始关注到这种多重反应可能会对单个位点的扩增不利从而使得结果适得其反。Piyamongkol等研究结果显示，引物之间的不兼容时常碰到，但是这种情况在预实验中就可被发现，并且可通过更换Taq酶等方法来克服。并且，增加一对引物并不会对ADO的发生率产生影响。但是，对于两个位点的扩增，如果待测细胞在一个位点出现ADO，那么另一个位点的ADO发生率也会比预期的高，这可能提示一小部分细胞（1%）可能倾向于出现更高水平的ADO，可能是细胞本身已经凋亡而出现了DNA的降解。这种细胞的存在可能对于使用多个位点进行PGD诊断的策略有一定的影响，使得结果的准确性不如预期。

ESHRE的指南中推荐在单细胞PCR中同时扩增与突变位点连锁或者不连锁的至少两个多态位点，一方面降低因ADO导致误诊的可能性，另一方面也可对污染进行质控。对于多态位点的选择，为了尽可能地减少因重组带来的诊断错误，建议尽可能选择距离待检测位点1 Mb以内的位点。

9. 荧光PCR

荧光PCR是一个有效降低ADO发生率的方案，对鉴别ADO和优势等位基因扩增效果确切。应用荧光PCR对β地中海贫血CD41-42突变基因进行检测，单个淋巴细胞的ADO发生率比巢式PCR降低约1/3。

10. WGA

由于模板量极少，限制了PGD中突变位点的检测，一些新的技术如NGS及DNA芯片技术等高通量分析方法往往受限于样本量太少而无法发挥作用。在此背景下，WGA技术应运而生。WGA能够实现对整个基因组的扩增，高灵敏度WGA技术的不断进步极大促进了单细胞全基因组测序技术的发展，在疾病早期诊断、微卫星序列分析、杂合度缺失、突变检测等方面都有重要的意义。WGA方法很多，包括PEP、DOP-PCR、连接介导PCR法（ligation-mediated PCR，LM-PCR）、多重置换扩增法、MALBAC等，其中应用较多的为多重置换扩增。相对于PCR类方法，多重置换扩增法显示出极高的扩增灵敏度，各目标间扩增偏差可控制在3倍以内，远低于DOP-PCR等方法4～6个数量级的扩增偏差。但是，多重置换扩增有个主要的问题是优势扩增和ADO发生率较高，一般情况下ADO平均发生率为25%，比一般的PCR为基础的方法高3～5倍。因此，基于WGA的PGD,在检测时一般都要附加检验多个与突变连锁的位点,通过单倍型分析等来提高结果的准确性。

(李淑元,陈松长,张军玉)

------------------------------ **参 考 文 献** ------------------------------

[1] Adiga SK, Kalthur G, Kumar P, et al. Preimplantation diagnosis of genetic diseases [J]. J Postgrad Med, 2010, 56(4): 317-320.

[2] Brady PD, Vermeesch JR. Genomic microarrays: a technology overview [J]. Prenat Diagn 2012, 32(4): 336-343.

[3] Brueck C, Song S, Collins J. Oligonucleotide array CGH analysis of a robust whole genome amplification method [J]. Biotechnique, 2007, 42(2): 230-233.

[4] Choi M, Scholl UI, Ji W, et al. Genetic diagnosis by whole exome capture and massively parallel DNA sequencing [J]. Proc Natl Acad Sci U S A, 2009,106(45): 19096-19101.

[5] Coskun S, Alsmadi O. Whole genome amplification from a single cell: a new era for preimplantation genetic diagnosis [J]. Prenat Diagn, 2007,27(4): 297-302.

[6] Dean FB, Hosono S, Fang L, et al. Comprehensive human genome amplification using multiple displacement amplification [J]. Proc Natl Acad Sci U S A, 2002, 99(8): 5261-5266.

[7] Dickson PA, Montgomery GW, Henders A, et al. Evaluation of multiple displacement amplification in a 5 cM STR genome-wide scan [J]. Nucleic Acids Res, 2005, 33(13): e119.

[8] Droege M, Hill B. The Genome Sequencer FLX System—longer reads, more applications, straight forward bioinformatics and more complete data sets [J]. J Biotechnol, 2008,136(1-2): 3-10.

[9] El-Hashemite N, Delhanty JD.A technique for eliminating allele specific amplification failure during DNA amplification of heterozygous cells for preimplantation diagnosis [J].Mol Hum Reprod, 1997,3(11): 975-758.

[10] Ellegaard KM, Klasson L, Andersson SG. Testing the reproducibility of multiple displacement amplification on genomes of clonal endosymbiont populations [J]. PLoS One, 2013, 8(11): e82319.

[11] Fernandez-Ortuno D, Tores JA, de Vicente A, et al. Multiple displacement amplification,

a powerful tool for molecular genetic analysis of powdery mildew fungi［J］. Curr Genet, 2007, 51(3): 209−219.

［12］ Glentis S, SenGupta S, Thornhill A, et al. Molecular comparison of single cell MDA products derived from different cell types［J］. Reprod Biomed Online, 2009, 19(1): 89−98.

［13］ Handyside AH, Harton GL, Mariani B, et al. Karyomapping: a universal method for genome wide analysis of genetic disease based on mapping crossovers between parental haplotypes［J］. J Med Genet, 2010,47(10): 651−658.

［14］ Hanson EK, Ballantyne J. Whole genome amplification strategy for forensic genetic analysis using single or few cell equivalents of genomic DNA［J］. Anal Biochem, 2005, 346(2): 246−257.

［15］ Harismendy O, Ng PC, Strausberg RL, et al. Evaluation of next generation sequencing platforms for population targeted sequencing studies［J］. Genome Biol, 2009,10(3): R32.

［16］ Harton GL, De Rycke M, Fiorentino F, et al. ESHRE PGD consortium best practice guidelines for amplification−based PGD［J］. Hum Reprod, 2011, 26(1): 33−40.

［17］ Harton GL, Magli MC, Lundin K, et al. ESHRE PGD Consortium/Embryology Special Interest Group—best practice guidelines for polar body and embryo biopsy for preimplantation genetic diagnosis/screening (PGD/PGS)［J］. Hum Reprod, 2011, 26(1): 41−46.

［18］ Heiskanen MA, Bittner ML, Chen Y, et al. Detection of gene amplification by genomic hybridization to cDNA microarrays［J］. Cancer Res, 2000, 60(4): 799−802.

［19］ Hellani AM, Akoum SM, Fadel ES, et al. Successful pregnancies after combined human leukocyte antigen direct genotyping and preimplantation genetic diagnosis utilizing multiple displacement amplification［J］. Saudi Med J, 2012, 33(10): 1059−1064.

［20］ Huang Q, Schantz SP, Rao PH, et al. Improving degenerate oligonucleotide primed PCR−comparative genomic hybridization for analysis of DNA copy number changes in tumors［J］. Genes Chromosomes Cancer, 2000, 28(4): 395−403.

［21］ Kato T, Liang X, Asanuma H. Model of elongation of short DNA sequence by thermophilic DNA polymerase under isothermal conditions［J］. Biochemistry, 2012, 51(40): 7846−7853.

［22］ Kim J, Easley CJ: Isothermal DNA amplification in bioanalysis: strategies and applications［J］. Bioanalysis, 2011, 3: 227−239.

［23］ Klein CA, Schmidt−Kittler O, Schardt JA, et al. Comparative genomic hybridization, loss of heterozygosity, and DNA sequence analysis of single cells［J］. Proc Natl Acad

Sci U S A, 1999, 96(8): 4494-4499.

[24] Lasken RS. Single-cell sequencing in its prime [J]. Nat Biotechnol, 2013, 31: 211-212.

[25] Lasken RS, Egholm M. Whole genome amplification: abundant supplies of DNA from precious samples or clinical specimens [J]. Trends Biotechnol, 2003, 21(12): 531-535.

[26] Lee CI, Leong SH, Png AE, et al. An isothermal method for whole genome amplification of fresh and degraded DNA for comparative genomic hybridization, genotyping and mutation detection [J]. DNA Res, 2006, 13(2): 77-88.

[27] Lewis CM, Pinel T, Whittaker JC, et al. Controlling misdiagnosis errors in preimplantation genetic diagnosis: a comprehensive model encompassing extrinsic and intrinsic sources of error [J].Hum Reprod, 2001, 16(1): 43-50.

[28] Li Y, Kim HJ, Zheng C, et al. Primase-based whole genome amplification [J]. Nucleic Acids Res, 2008, 36(13): e79.

[29] Lovmar L, Fredriksson M, Liljedahl U, et al. Quantitative evaluation by minisequencing and microarrays reveals accurate multiplexed SNP genotyping of whole genome amplified DNA [J]. Nucleic Acids Res, 2003, 31(21): e129.

[30] Mahmood R, Brierley CH, Faed MJ, et al. Mechanisms of maternal aneuploidy: FISH analysis of oocytes and polar bodies in patients undergoing assisted conception [J]. Hum Genet, 2000, 106(6): 620-626.

[31] Martin J, Cervero A, Mir P, Martinez-Conejero JA, et al. The impact of next-generation sequencing technology on preimplantation genetic diagnosis and screening [J]. Fertil Steril, 2013,99(4): 1054-1061, e3.

[32] Merriman B, Ion Torrent R, Team D, et al. Progress in ion torrent semiconductor chip based sequencing [J]. Electrophoresis, 2012,33(23): 3397-417.

[33] Minoche AE, Dohm JC, Himmelbauer H. Evaluation of genomic high-throughput sequencing data generated on Illumina HiSeq and genome analyzer systems [J]. Genome Biol, 2011,12(11): R112.

[34] Moorthie S, Mattocks CJ, Wright CF. Review of massively parallel DNA sequencing technologies [J]. Hugo J, 2011,5(1-4): 1-12.

[35] Morozova O, Marra MA. Applications of next-generation sequencing technologies in functional genomics [J]. Genomics, 2008,92(5): 255-264.

[36] Mullikin JC, Hunt SE, Cole CG, et al. An SNP map of human chromosome 22 [J]. Nature, 2000, 407(6803): 516-520.

[37] Natesan SA, Bladon AJ, Coskun S, et al. Genome-wide karyomapping accurately identifies the inheritance of single-gene defects in human preimplantation embryos *in*

vitro［J］. Genet Med, 2014,16(11): 838-845.

［38］ Pagidas K, Ying Y, Keefe D. Predictive value of preimplantation genetic diagnosis for aneuploidy screening in repeated IVF-ET cycles among women with recurrent implantation failure［J］. J Assist Reprod Genet, 2008, 25(2-3): 103-106.

［39］ Pinard R, de Winter A, Sarkis GJ, et al. Assessment of whole genome amplification-induced bias through high-throughput, massively parallel whole genome sequencing ［J］. BMC Genomics, 2006, 7: 216.

［40］ Piyamongkol W, Harper JC, Sherlock JK, et al. A successful strategy for preimplantation genetic diagnosis of myotonic dystrophy using multiplex fluorescent PCR［J］. Prenat Diagn, 2001, 21(3): 223-232.

［41］ Quail MA, Kozarewa I, Smith F, et al. A large genome center's improvements to the Illumina sequencing system［J］. Nat Methods,2008,5(12): 1005-1010.

［42］ Quail MA, Smith M, Coupland P, et al. A tale of three next generation sequencing platforms: comparison of Ion Torrent, Pacific Biosciences and Illumina MiSeq sequencers［J］. BMC Genomics, 2012,13: 341.

［43］ Rechitsky S, Strom C, Verlinsky O, et al. Accuracy of preimplantation diagnosis of single-gene disorders by polar body analysis of oocytes［J］. J Assist Reprod Genet, 1999, 16(4): 192-198.

［44］ Renwick P, Trussler J, Lashwood A, et al. Preimplantation genetic haplotyping: 127 diagnostic cycles demonstrating a robust, efficient alternative to direct mutation testing on single cells［J］. Reprod Biomed Online, 2010,20(4): 470-476.

［45］ Simpson JL, Rechitsky S, Kuliev A. Next-generation sequencing for preimplantation genetic diagnosis［J］. Fertil Steril, 2013,99(5): 1203-1204.

［46］ Tan YQ, Tan K, Zhang SP, et al. Single-nucleotide polymorphism microarray-based preimplantation genetic diagnosis is likely to improve the clinical outcome for translocation carriers［J］. Hum Reprod, 2013, 28(9): 2581-2592.

［47］ Telenius H, Carter NP, Bebb CE, et al. Degenerate oligonucleotide-primed PCR: general amplification of target DNA by a single degenerate primer［J］. Genomics,1992, 13(3): 718-725.

［48］ Treff NR, Fedick A, Tao X, et al. Evaluation of targeted next-generation sequencing-based preimplantation genetic diagnosis of monogenic disease［J］. Fertil Steril, 2013,99(5): 1377-1384, e6.

［49］ Treff NR, Forman EJ, Scott RT, Jr. Next-generation sequencing for preimplantation genetic diagnosis［J］. Fertil Steril, 2013,99(6): e17-e18.

［50］ Gutiérrez-Mateo C, Sánchez-Garcia JF, Fischer J, et al. Preimplantation genetic diagnosis of single-gene disorders: experience with more than 200 cycles conducted by a reference laboratory in the United States [J]. Fertil Steril, 2009,92(5): 1544-1556.

[51] Vrettou C, Palmer G, Kanavakis E, et al. A widely applicable strategy for single cell genotyping of beta-thalassaemia mutations using DGGE analysis: application to preimplantation genetic diagnosis [J]. Prenat Diagn, 1999, 19(13): 1209-1216.

[52] Wang L, Cram DS, Shen J, et al. Validation of copy number variation sequencing for detecting chromosome imbalances in human preimplantation embryos [J]. Biol Reprod, 2014,91(2): 37.

[53] Wessendorf S, Fritz B, Wrobel G, et al. Automated screening for genomic imbalances using matrix-based comparative genomic hybridization [J]. Lab Invest, 2002, 82(1): 47-60.

[54] Wilton L, Thornhill A, Traeger-Synodinos J, et al. The causes of misdiagnosis and adverse outcomes in PGD [J]. Hum Reprod, 2009, 24(5): 1221-1228.

[55] Thornhill AR, DeDie-Smulders CE, Geraedts JP, et al. ESHRE PGD Consortium 'Best practice guidelines for clinical preimplantation genetic diagnosis (PGD) and preimplantation genetic screening (PGS)' [J]. Hum Repord,2005, 20(1): 35-48.

[56] Yin X, Tan K, Vajta G, et al. Massively parallel sequencing for chromosomal abnormality testing in trophectoderm cells of human blastocysts [J]. Biol Reprod, 2013,88(3): 69.

[57] Zhang L, Cui X, Schmitt K, et al. Whole genome amplification from a single cell: implications for genetic analysis [J]. Proc Natl Acad Sci U S A, 1992, 89(13): 5847-5851.

[58] Zong C, Lu S, Chapman AR, et al. Genome-wide detection of single-nucleotide and copy-number variations of a single human cell [J]. Science, 2012, 338(6114): 1622-1626.

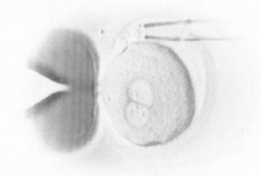

第六章

胚胎植入前遗传学诊断
经典案例与临床实践

高通量测序和Karyomapping等技术的快速发展促进了胚胎植入前遗传学诊断(PGD)的跨越式发展,目前在实际临床工作中基本能够对明确诊断的遗传性疾病实现PGD。本章以进行性假肥大性肌营养不良、遗传性多囊肾病、脊髓性肌萎缩、肝豆状核变性、血友病等常见的遗传性疾病作为范例,回顾疾病检测技术的革新以及各种遗传方式的疾病在临床实践中如何有效地开展PGD。

第一节 进行性假肥大性肌营养不良的
胚胎植入前遗传学诊断

进行性假肥大性肌营养不良（Duchenne muscular dystrophy, DMD）是一种临床表现以骨骼肌进行性变性坏死为主的致死性疾病，呈 X 染色体连锁隐性遗传，在男性活婴中的发病率约为 1/3 500。目前认为，DMD 的发病原因主要是抗肌萎缩蛋白结构和功能的异常（**见图6-1-1**）。该蛋白属于细胞膜骨架蛋白，由抗肌萎缩蛋白基因编码，亦为本病的致病基因。患者通常在幼儿或儿童期起病，因肝功能异常进而确诊该病；多在成年前因相关肌肉萎缩进一步导致呼吸、心脏衰竭而死亡。该基因的突变还可引起临床上症状较轻的一种亚型——贝克肌营养不良（Becker muscular dystrophy, BMD），一般以 12 岁是否还能够行走来区分。阅读框规则可解释 90% 的患者基因型与表型关系：即基因突变若导致编码蛋白提前终止进而产生截短蛋白或产物被降解，则将导致表型严重的 DMD；未导致框移突变则可产生有部分功能的蛋白，将导致表现为表型较轻的

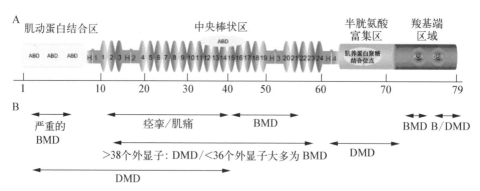

图6-1-1 肌营养不良蛋白示意图以及 In-frame 缺失位置与表型严重性的关系

注：A. Dystrophin 蛋白示意图。Dystrophin 蛋白包含 4 个结构域：氨基端区域（肌动蛋白结合区，ABD）、中央棒状区、半胱氨酸富集区域和羧基端区域。第 4 个肌动蛋白结合位点位于中央棒状区第 11～17 个重复结构。B. In-frame 缺失位置与表型严重性的关系。BMD：贝克肌营养不良；DMD：进行性假肥大性肌营养不良。本图引自 Aartsma-Rus A, Van Deutekom JC, Fokkema IF, et al. Entries in the Leiden Duchenne muscular dystrophy mutation database: an overview of mutation types and paradoxical cases that confirm the reading-frame rule [J]. Muscle Nerve, 2006, 34(2): 135-144

BMD。迄今为止,针对DMD/BMD仍无有效治疗方法。因此,应用简便、准确的方法检测致病突变及提供产前诊断或PGD成为预防和减少发病的唯一有效途径。

由79个外显子构成的*DMD*基因是目前人类已知的最大基因,基因组DNA长度约为2.3 Mb,其主要的突变类型是基因外显子拷贝数异常,以缺失型最为常见,出现异常频率最高的区域为基因中央区域45～55号外显子,另一个缺失热点区位于基因5′端2～20号外显子。所有患者中,大片段的缺失型占60.9%,重复型占9.1%,单核苷酸改变占20.9%(见图6-1-2和图6-1-3)。由于*DMD*基因突变类型多样,且突变在不同的家系中具有独立性,因此必须采用针对性的基因诊断方法和策略。无论是产前诊断还是孕前PGD,对先证者进行基因分析,明确其致病突变是制定孕前PGD实施途径和策略的前提。

多重连接探针扩增是一种可替代传统多重PCR方法对DMD患者进行外显子缺失、重复检测的技术,由Schouten首先提出。Laing等基于大量DMD患

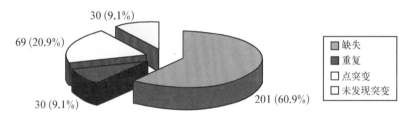

图6-1-2　DMD/BMD患者*DMD*基因突变类型分布图

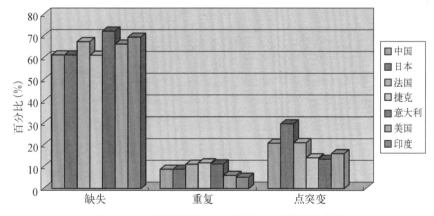

图6-1-3　不同人群*DMD*基因突变类型分布比较

者基因突变分析的结果进行统计,发现当前对DMD/BMD的诊断策略普遍是先对患者进行多重连接探针扩增检测,然后对未发现突变的患者进行基因组DNA序列分析,最后进行肌组织活检确定诊断,并获得抗肌萎缩蛋白mRNA以进行RT-PCR分析*DMD*基因转录。随着NGS的发展,使同时对*DMD*基因外显子拷贝数和点突变进行筛查变得可能。

PGD是替代产前诊断的有效手段,该方法使可能生育某种遗传病患儿的夫妻避免反复多次选择性的终止妊娠。

由于PGD的受检材料为单个卵裂球,其DNA含量极少,因此必须先进行DNA扩增。WGA是一组以单个或数个细胞的全部基因组进行非选择性扩增的技术,目的是通过非倾向性的PCR扩增以指数级别增加DNA的总量。MDA方法是单基因病PGD常用的WGA方法,基本原理是采用多重置换扩增技术对基因组DNA进行稳定扩增。利用随机6个碱基引物在多个位点与模板DNA退火,并利用Phi29 DNA聚合酶扩增的高效率和高保真性,在DNA的多个位点同时起始复制,以原始DNA模板合成DNA,同时取代模板的互补链。被置换的互补链又成为新的模板来进行扩增,因此最终可以获得大量高分子量的DNA,平均长度达10 kb。

DMD的PGD总体策略是尽可能采用直接诊断和间接诊断相结合的方法:首先利用*SRY*基因及*AMEL*基因等确定胚胎性别,利用STR和SNP位点确认胚胎是否携带致病的等位基因,即间接诊断;之后,针对不同的突变类型,先证者为缺失型患者可利用多重PCR对男性胚胎进行检测,点突变导致的家系可直接对突变位点进行检测,即直接诊断。另有10%左右无法检出突变及重复导致的家系,仅能通过单体型分析的方法进行间接诊断。日本学者Nakabayashi等曾报道采用实时荧光定量PCR方法检测一个重复型突变家系的PGD,目前国内尚未有类似报道。

*DMD*基因内部存在9个微卫星位点,分别位于2、7、44、45、49、50、59、63、3′的内含子区域内,为具有不同次数CA碱基重复的STR。一般选择突变区域上下游可提供信息的STR位点作为连锁标记进行单体型分析。过去一般使用8%非变性聚丙烯酰胺凝胶电泳的方式区分杂合的连锁标记,然而该方法耗时长,且分辨率有限,当同一位置两个STR位点CA重复次数差距较小时无法判别。因此,可采用荧光标志引物扩增,利用测序仪毛细管电泳的方法进行单体型分

析,该方法清晰直观,可区分重复次数仅相差一次的STR位点,且具有检测周期短的优势。

胚胎植入前单倍型分析(PGH)是伴随NGS技术发展而来的新概念,与传统的利用STR作为连锁分析的标志物相比,主要的区别在于其一般选择突变位点上下游1 Mb以内杂合频率较高的SNP位点作为连锁分析的标志物,相较于传统的PCR+Sanger测序方法,NGS技术在寻找SNP位点方面具有低成本、低耗时的特点。

然而,无论采取何种连锁分析的方法,都无法回避双等位基因中某一等位基因随机性的扩增失败造成的ADO现象。ADO给单细胞PCR造成了困扰,并极有可能给PGD结果的判读造成干扰。研究表明,ADO发生率可以高达30%~40%,且单个卵裂球WGA的ADO发生率高于淋巴细胞、极体和成纤维细胞。一般认为*SRY*基因的脱扣率较为罕见,但Ye等的研究表明,SRY的ADO发生率可能并不像之前预期的那样。由于ADO现象无法避免,因此采用尽可能多的位点进行判别是克服ADO干扰的有效方法。

由于存在ADO或交换,将无可避免地导致PGD存在一定的诊断错误率。因此,建议所有通过PGD成功妊娠的孕妇,均应该在妊娠中期接受羊膜腔穿刺,对胎儿进行产前基因检测,以防止因PGD诊断错误导致的异常婴儿出生。

(严　恺,叶英辉)

第二节　遗传性多囊肾病的胚胎植入前遗传学诊断

一、遗传性多囊肾病(PKD)概述

PKD是我国最常见的单基因遗传性肾病,常染色体显性多囊肾病(ADPKD)是PKD的主要组成,发病率居单基因遗传病之首,高达1‰~2.5‰。PKD的主要临床表现为双侧肾脏出现大小不一的囊肿,囊肿进行性增大,破坏肾脏结构和功能；除肾脏病变外，还累及肝、胰、心、脑、睾丸等重要器官，引起肝囊肿、胰腺囊肿、颅内动脉瘤、心脏二尖瓣脱垂及生精功能受损。PKD可发生于任何年龄，至今无有效的治疗方法，早期死于颅内动脉瘤破裂出血，成年患者最终不可逆转地进展至终末期肾衰竭，仅能依赖透析或肾移植治疗，严重影响患者的生存期和生存质量。

目前已知ADPKD的致病基因包括*PKD1*和*PKD2*两种。国外的研究报道，*PKD1*突变所致的1型PKD占ADPKD总数的85%～90%，*PKD2*突变所致的2型PKD占10%～15%。两型患者的临床表现不同，后者较前者轻，发生终末期肾病的平均年龄晚10～20年，并发高血压的比例低，预后较好。

二、PKD致病基因及突变的研究进展

1. PKD致病基因的研究进展

1985年，Reeders等在几个PKD的欧洲家系中发现ADPKD的致病基因与a珠蛋白基因3′末端的高变区（3′HVR）紧密连锁，率先将*PKD1*定位于人第16号染色体短臂上，但是多个重复序列的存在一度干扰了对该基因的克隆和突变分析。1994年和1996年，ADPKD致病基因*PKD1*和*PKD2*才被相继定位克隆。

*PKD1*位于16p13.1，由46个外显子组成，全长约52 kb，包括基因5′端的多拷贝区（1～34外显子）和3′的单拷贝区（35～46外显子）。基因序列中G、C含量为62.5%，其中外显子22号和内含子21都分别富含一段长2.5 kb和0.5 kb的多嘌呤—多嘧啶序列，容易形成三股DNA螺旋结构（H-DNA）。此外，第1～33号外显子分别含有数目不等的Alu重复序列（2～11个），在染色体其他部位还存在至少3个同源序列区（HG1、HG2和HG3，统称为HG）。

*PKD1*转录出14.1 kb mRNA，编码共4 302个氨基酸组成的多囊蛋白1（PC1）。PC1为含有近60个糖基化位点的跨膜蛋白，由半胱氨酸富集侧翼区、亮氨酸富集重复区等11个功能区组成，分别参与细胞与细胞间、细胞与细胞外基质以及与*PKD2*编码产物PC2的相互作用，对维持肾脏的正常生长发育、调节肾小管上皮细胞正常生理功能发挥着重要作用。

*PKD2*基因定位于4q22-q23，由15个外显子组成，其基因长度为5 057 bp。*PKD2*基因为单拷贝序列，转录起始点在外显子1内，转录的mRNA约5.4 kb，表

达产物为PC2，是一种由968个氨基酸组成，含有6个跨膜区的糖蛋白，其N末端和C末端均位于胞质内。目前认为PC2通过和PC1相互作用，产生新的离子通道，调节钙离子介导的信号转导，调节上皮细胞的生长和分化。而*PKD1*和/或*PKD2*的突变，可导致PC1或PC2功能缺失或异常，从而使细胞与细胞或细胞与细胞外基质间的信号转导异常，进而造成肾小管上皮细胞发生过度增殖、囊液的积聚和囊肿的增大，导致PKD的发生。

2. ADPKD突变基因检测及进展

除了以疾病鉴别诊断和早治为目的的ADPKD囊肿前诊断外，产前诊断和PGD均需要对先证者及家系进行ADPKD的突变基因检测。由于*PKD1*、*PKD2*基因的外显子大，突变的类型较多，不存在明显的突变热点，特别是*PKD1*的多拷贝区存在3个同源区，这给ADPKD基因的突变检测带来了困难。ADPKD的基因检测手段包括限制性片段长度多态性分析（restriction fragment length polymorphism，RFLP）、单链构象多态性分析（single strand conformation polymorphism，SSCP）、变性高效液相层析（denaturing high-performance liquid chromatography，DHPLC）、变性梯度凝胶电泳（denaturing gradient gel electrophoresis，DGGE）以及STR连锁分析等。利用PCR进行*PKD1*、*PKD2*基因特异片段的扩展和测序是进行ADPKD直接诊断的金标准，*PKD1*多拷贝区的存在使得早期有关PKD1的突变检测研究报道多数限制在其3′单拷贝区内，5′多拷贝区的突变点往往成为检测的盲区。随着基因的克隆和分子生物学技术的不断进步，寻找*PKD1*与HG序列间碱基差异，利用*PKD1*自身特异序列设计引物，进行锚定RT-PCR及长链PCR扩增，结合巢式PCR和Sanger测序可以对*PKD1*全编码序列进行突变筛查，但是该方法存在检测周期长、操作烦琐等缺点。

近年发展建立的NGS为寻找致病突变带来了技术上的革新，其中基于目标区域捕获的高通量测序技术逐渐成为PKD及其他单基因遗传病大规模诊断的首选。但由于*PKD1*基因结构复杂，真假基因高度同源，因此芯片捕获特异性差，捕获效率低下，接近2/3的*PKD1*外显子捕获测序效果不稳定，易误诊。因此，开发有效、特异富集靶序列的技术体系是解决*PKD1*基因目标区域高通量测序的关键。最近报道以长链PCR产物替代基因组DNA进行*PKD1*的NGS可克服测序结果在*PKD1*多拷贝区的脱扣问题，大大提高了对ADPKD基因诊断的效率。

我国学者对ADPKD的发病机制和基因检测研究付出了很大的努力，国内已经绘制了汉族人口ADPKD突变图谱的单位有第二军医大学长征医院梅长林研究小组、四川大学医学遗传研究室的丁兰研究小组和华西医科大学遗传学实验室张思仲研究小组。截至2018年1月国际人类基因突变数据库（http://www.hgmd.org）的统计数据，在多个种族或民族的PKD家系或散发病例中已经发现了2 124种不同的*PKD1/2*基因突变类型，包括1 004种错义/无义突变，185种剪辑位点突变，517种短小的插入突变，246种短小的缺失突变和33种短小的插入缺失突变（indel）等。

作者所在单位的实验室从2012年开始，开展了遗传性PKD的全部编码区的突变检测，设计了8对长链PCR引物进行*PKD1*序列的扩增，再以长链PCR产物为模板，进行巢式PCR扩增和Sanger测序；*PKD1*的35～46号外显子及*PKD2*基因为单拷贝区，因此可直接进行PCR扩增和测序，引物序列见表6-2-1和表6-2-2，长链PCR和巢式PCR的电泳图见**图6-2-1和图6-2-2**，可供实践时参考选用。

表6-2-1 *PKD1*基因各个外显子PCR扩增引物及其扩增片段的位置

引物对	引物序列（5′-3′）	复性温度（℃）	被测外显子	PCR产物大小（kb）
L1	CCATCCACCTGCTGTGTGACCTGGTAAAT CCACCTCATCGCCCCTTCCTAAGCAT	68	1	2.2
L2	ATTTTTTGAGATGGAGCTTCACTCTTGCAGG CGCTCGGCAGGCCCCTAACC	68	2～7	4.6
L3	CCGCCCCCAGGAGCCTAGACG CATCCTGTTCATCCGCTCCACGGTTAC	68	8～12	4.2
L4	TGGAGGGAGGGACGCCAATC GTCAACGTGGGCCTCCAAGT	68	13～15	4.4
L5	AGCGCAACTACTTGGAGGCCC GCAGGGTGAGCAGGTGGGGCCATCCTA	70	15～21	3.4
L6	GAGGCTGTGGGGGTCCAGTCAAGTGG AGGGAGGCAGAGGAAAGGGCCGAAC	64	22	0.3
L7	CCCCGTCCTCCCCGTCCTTTTGTC AAGCGCAAAAGGGCTGCGTCG	68	23～28	4.2
L8	GGCCCTCCCTGCCTTCTAGGCG GTTGCAGCCAAGCCCATGTTA	68	29～34	5.8

引物对	引物序列（5′-3′）	复性温度（℃）	被测外显子	PCR产物大小（kb）
35－37	GGGATGAATTCACAGCCTAC GGAGACAAGAGACGGAGGT	62	35～37	0.7
38－40	AAGCCCTGCTGTCACTGT TACTCCCTTGTCCTTGGC	56	38～40	1.1
41－43	GGGAGTAGTTCTCCAGGAGTG CGAGAAATCTGTCTGCTTGC	62	41～43	1.1
44－46	GGCTGCAAGCAGACAGATT GCGGTGTCCACTCCGACTCC	56	44～46	1.1

表6-2-2　*PKD2*基因各个外显子PCR扩增引物及其扩增片段的位置

引物对	引物序列（5′-3′）	复性温度（℃）	被测外显子	PCR产物大小（kb）
1－1	AGAGGGAGGCGGGCCAAAGG CGGGCGCCACTCTACGTCCA	62	1	0.5
1－2	GTGGAGCCGCGATAACCCCG AGGCGGAACGCAGAGGGGAT	62	1	0.4
2	TTGTGCTTTATTTTCCCTTTTGCCA TGCCTCTCCCGTCCTGTGTT	59	2	0.5
3－4	AGGGGAAAGGAAGGCAAGGGTGA TGCCTTGGTGAAGGTGTCAGGGA	65	3～4	2.5
5－6	GCCAGGTCAGGCACAGTACCC AGCGTGGCTGAGAGCATACTGT	63	5～6	4.0
7－8	TGGCAGGGCTTAACACTTTCCATTT TCTTGAGAAGCAGTGACAACTCTGA	65	7～8	4.5
9－10	ACCGTGCCCAGCTTGTGTTT CTGCCGTGGAAGGTCAAGGG	65	9～10	4.7
11－13	CCAGCACGTACTTGTTGAATGGCC GGGAACTGCCTGGTCTCATGTGG	65	11～13	2.9
14－15	GCCAGTGGGGCTGAAAAGACA AGCATCCTATGGTGGTCAGGGCA	70	14～15	1.0

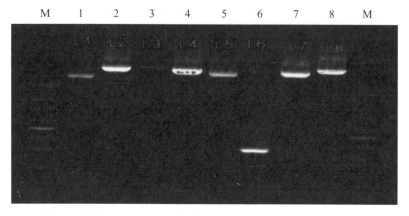

图6-2-1　*PKD1* 多拷贝区长链PCR扩增结果

注：1. 外显子1；2. 外显子2～7；3. 外显子8～12；4. 外显子11～15；5. 外显子15～21；6. 外显子22；7. 外显子23～28；8. 外显子29～34；M. 500 bp DNA梯状条带

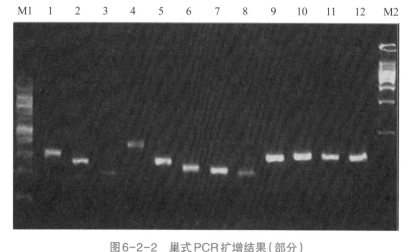

图6-2-2　巢式PCR扩增结果（部分）

注：M1. 100 bp DNA梯状条带；M2. 3S 500 bp DNA梯状条带；1. 外显子1；2. 外显子2；3. 外显子8；4. 外显子11；5. 外显子15；6. 外显子17；7. 外显子20；8. 外显子14；9. 外显子30；10. 外显子31；11. 外显子33；12. 外显子34

　　我们在56个PKD家系中发现了41个*PKD1*突变，2个*PKD2*突变，其中32个为明确致病性变异，包含的类型为无义突变和移码突变，22个变异是未见报道的突变类型；31个错义突变，其中11个为文献报道的良性多态位点，其余20个是SIFT和Polyphen软件预测的可能致病性位点。*PKD1*的各个突变点散布于*PKD1*各个区域，无突变热点（见图6-2-3）。

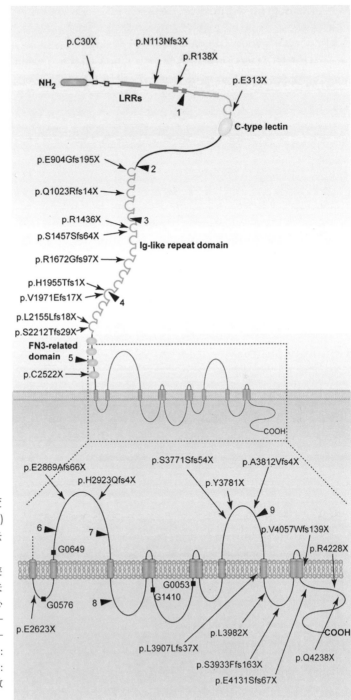

图6-2-3 *PKD1* 突变点在多囊蛋白1（PC1）各个区域上的分布示意图

注：无义突变和移码突变用箭头表示；框内缺失和剪接位点变异用实心方块表示（G0576: c.8017-2-1delAG; G0649: c.8157-8159delCAC; G1410: c.10220+2T>C; G0053: c.10617+1delG）；可能致病性突变用三角形表示

三、ADPKD 的 PGD

ADPKD 的高发生率和高危害性，以及 ADPKD 男性患者常合并男性不育的特点，同时随着 ADPKD 突变基因检测技术的发展，寻求 PGD 的 ADPKD 的人数日益增长。

在单细胞 WGA 产物中进行目标序列 PCR 和测序是目前 SGD-PGD 最主流的方案。尽管单细胞 WGA 体系不断得到优化，但 WGA 后存在的 ADO 和由此引起的误诊问题一直没有克服。据报道，常染色体显性遗传的单基因遗传病 PGD，因 ADO 引起的误诊率可高达 30%～40%。除此之外，对于突变点在多拷贝区的家系，由于 WGA 产物长度的限制，目前仍无法在单细胞体系中进行直接基因诊断。实验室无法按照传统路径，借助单细胞 WGA 和后续长链巢式 PCR 来获得 *PKD1* 特异性扩增片段。因此有关 PKD 的 PGD，除了比利时学者报道了 1 例采用多重 PCR-STR 连锁分析方法进行 PKD 高危患者 PGD 的研究，尚未见其他报道。

为了克服 PGD 中的 ADO 问题，胚胎 PGH 策略近年来被逐渐引入 SGD-PGD 实践中。通过对胚胎的多个 SNP 检测结合家系 SNP 单体型连锁分析，理论上可以解决单细胞扩增模板中 ADO 的问题。利用目标序列捕获芯片结合 NGS，快速筛选致病基因突变位点的 SNP 单体型信息，结合受检胚胎的 SNP 信息和突变点分析信息，不仅可以有效消除单细胞 WGA 过程中 ADO 的影响，提高 SGD-PGD 诊断的准确率，同时也可以解决突变点在 *PKD1* 基因多拷贝区家系 PGD 的实际问题，代表了 SGD-PGD 未来发展趋势。

作者所在的实验室参与了华大基因研究院 *PKD1*、*PKD2* 等 12 个基因的 PGH 体系开发，并应用于一例 *PKD2* 突变家系的 PGD 中。具体策略是先根据单细胞 WGA 性能及不同人群基因组 SNP 分布特点设计捕获芯片，针对目标疾病基因的编码区、内含子与外显子交界区域及基因上下游约 2 M 左右范围高频 SNP 区域设计探针，进行捕获芯片的定制设计，并根据单细胞 WGA 过程中存在的 ADO、扩增不平衡等特点调整 SNP 密度及间隔。在进行胚胎的 PGD 分析前，我们先根据患者及配偶的基因型筛选出 inforamative-SNP 位点（inforamative-SNP 位点为夫妻双方中一方为纯合，一方为杂合），该位置能够确定夫妻 4 个单体型中的一个，然后根据患者患病的父/母亲基因型及其遗传关系进行家系

SNP-PGH分析，并确定致病突变所在单体型。NGS不仅可通过胚胎基因型推断出胚胎单体型组合，而且可根据SNP在基因上下游的分布情况，以判断胚胎是否发生重组及重组范围，可有效克服ADO问题。同时，采用直接突变测序结果与单体型结果相互验证，进一步降低了错误率。

作者所在实验室对合并男性生育问题的ADPKD家系采用基于NGS-PGH结合突变点测序的策略进行PGD。捕获芯片测序获得的每个样本数据大于1 GB，>Q20的数据平均为93.8%，约88%的数据可以唯一比对到人类基因组（NCBI human genome reference build 37）上，数据平均利用率为84.7%。目标区域平均覆盖度为85.8%，测序深度80×，平均SNP检出20 000个。我们在一个*PKD2*发生剪接位点突变{c.(595_595+14)delGGTAAGAGCGCGCGA}的家系（见图6-2-4）中选择父亲为杂合、母亲及祖母为纯合但SNP类型不同的位点，检出的SNP中共挑选到了21个有效的inforamative-SNP位点（见表6-2-3）。根据胚胎的NGS结果可以判断胚胎1、2、4、7携带了致病基因的单体型，胚胎3、5、6遗传了正常的单体型。

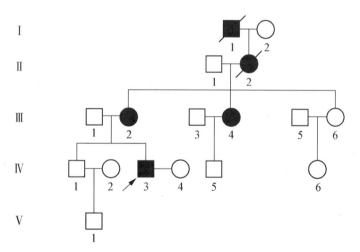

图6-2-4　常染色体显性遗传多囊肾病（ADPKD）患者胚胎植入前诊断（PGD）家系图

按照这个策略，作者共对8对家系完整的夫妇进行ADPKD的SGD-PGD。8对夫妇经辅助生殖技术、胚胎活检，对活检的单细胞利用基于多重置换扩增的WGA，再进行基于WGA产物的建库和NGS，根据胚胎的NGS结果来判断胚胎

表6-2-3 捕获芯片的二代测序技术（NGS）结果及单核苷酸多态性（SNP）单体型分析

	PKD2位点	F	M	P	致病单体型	E1	E2	E3	E4	E5	E6	E7
上游	chr4 88696278	G/A	G/G	A/A	A	G/A	G/A	—	G/A	G/G	—	G/G
上游	chr4 88696321	G/A	G/G	A/A	A	G/A	G/A	G/G	G/G	G/G	G/G	—
上游	chr4 88703641	C/T	C/C	T/T	T	C/T	C/T	C/C	C/T	C/C	C/C	C/C
上游	chr4 88708761	G/A	G/G	A/A	A	G/A	G/A	G/G	G/A	G/G	G/G	G/A
上游	chr4 88710784	G/A	G/G	A/A	A	G/A	G/A	G/G	G/A	G/G	G/A	G/A
上游	chr4 88712369	C/A	C/C	A/A	A	—	C/A	C/C	C/A	C/C	C/C	C/A
上游	chr4 88713802	G/A	G/G	A/A	A	G/A	G/A	G/G	G/A	G/G	G/G	G/A
上游	chr4 88713831	A/G	A/A	G/G	G	A/G	A/G	A/A	A/A	A/A	A/A	A/G
上游	chr4 88807246	G/A	G/G	A/A	A	G/A	G/A	G/G	G/A	G/G	G/G	—
下游	chr4 88944528	G/A	G/G	A/A	A	G/A	G/A	G/G	G/A	G/G	G/G	G/A
下游	chr4 89532682	G/A	G/G	A/A	A	G/A	G/A	G/G	G/G	G/G	G/A	G/A
下游	chr4 89552006	C/T	C/C	T/T	T	C/T	C/T	C/C	C/C	C/C	C/C	C/T
下游	chr4 89564602	T/C	T/T	C/C	C	T/C	T/C	T/T	T/C	T/T	T/T	T/C
下游	chr4 89571260	A/G	A/A	G/G	G	A/G	A/G	A/A	A/A	A/A	A/A	A/G
下游	chr4 89574662	A/G	A/A	G/G	G	A/G	A/G	A/A	A/G	A/A	A/A	G/G
下游	chr4 89577214	A/T	A/A	T/T	T	A/T	A/T	A/A	A/T	A/A	A/A	A/T
下游	chr4 89578140	A/T	A/A	T/T	T	A/T	A/T	A/A	A/A	A/A	A/A	A/T
下游	chr4 89579183	G/A	G/G	A/A	A	G/A	G/A	G/G	G/A	G/G	G/G	G/A
下游	chr4 89584424	G/T	G/G	T/T	T	G/T	G/T	G/G	G/T	G/G	G/G	G/T
下游	chr4 89585235	A/G	A/A	G/G	G	A/G	A/G	A/A	A/G	A/A	A/A	A/G
下游	chr4 89598519	G/A	G/G	A/A	A	G/A	G/A	G/G	G/A	G/G	G/G	G/A

基因型,进而推断出胚胎单体型组合,明确胚胎是否携带了亲代的致病单体型。共对24个活检的单胚胎细胞进行了NGS-PGH,在 *PKD1* 上下游2 M范围内获得10×以上的覆盖度,范围在33%～70%之间,根据已有检测数据,候选SNP位点>3个就可区分出致病单体型,以上工作说明如果家系完整,可以顺利完成基于NGS的致病位点SNP单体型检出及后续胚胎的PGH,可有效克服ADO,提高了胚胎诊断的准确性,该策略还具有推广到其他家系和其他SGD-PGD上的价值。

（徐晨明,陈松长,张军玉）

第三节　脊髓性肌萎缩的胚胎植入前遗传学诊断

一、脊髓性肌萎缩疾病概述

脊髓性肌萎缩(spinal muscular atrophy, SMA)是由于脊髓前角细胞变性导致的进行性肌无力和肌萎缩为特征的单基因遗传病,呈常染色体隐性方式遗传,人群中SMA的致病性变异携带率为1/40～1/50,在活婴中的发病率为1/6 000～1/10 000,是新生儿中较为常见的致死性疾病,大部分患儿死于呼吸衰竭和严重的呼吸系统感染,其他临床症状主要有运动神经元性、进行性、对称性肌无力和萎缩,近端重于远端,下肢重于上肢。SMA是一种致死性疾病,居致死性常染色体隐性遗传病的第2位,目前尚无有效治疗方法,偶见基因治疗有效的研究报道。SMA根据发病年龄和病程,可分为4型: SMA1(OMIM ID＃253300)又称Werdnig-Hoffman病,患儿于出生后6个月内发病,表现为严重的全身肌无力和肌张力不全,不能独坐或行走,多于2岁内死于呼吸肌麻痹; SMA2(OMIM ID＃253550)也称为中间型SMA,出生后6～18个月间发病,患儿可独坐,但不能独自站立和行走,大多能存活2年以上; SMA3(OMIM ID＃253400)又称Kugelberg-Welander,为轻型SMA,18个月后发病,多数仅表现有肌力弱,可以保持独立行走和站立,一般在成年后死亡; SMA4(OMIM ID＃271150)为成人型,临床症状与SMA3相似,但发病年龄一般在30岁以后,这种成年发病形式可以有一个正常的生存期限。

4个类型的SMA均由运动神经元存活基因(survival mortor neuron gene,SMN)突变引起。*SMN1* 和 *SMN2* 基因定位于5号染色体长臂1区3带(见图6-3-1),两个基因同源性达99%,并且均能编码一个由294个氨基酸组成的RNA结合蛋白。该基因于1995年由法国Lefebvre等首次克隆成功。

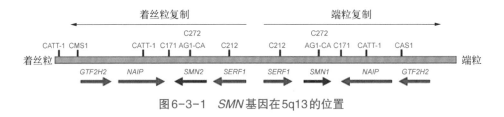

图6-3-1　*SMN* 基因在5q13的位置

SMA发病主要是脊髓前角细胞中的 *SMN* 基因表达蛋白减少,蛋白主要来源于 *SMN1* 基因。*SMN1* 和 *SMN2* 高度同源,分别存在于端粒侧和着丝粒侧,位于端粒侧的拷贝称 *SMN1*,位于着丝粒侧的拷贝称 *SMN2*。在编码区只有1个碱基的差别(位于7号外显子),这个碱基的差别影响了外显子的剪切,导致 *SMN2* 基因的转录产物mRNA缺失了7号外显子部分,使产生的蛋白比较容易降解,仅有20%可生成功能蛋白。所以当 *SMN1* 缺失或变异时,*SMN2* 也只能部分补偿 *SMN1* 的作用。绝大多数SMA患者缺失了 *SMN1* 基因拷贝而存在 *SMN2* 基因,其保留的 *SMN2* 基因对 *SMN1* 基因起着剂量补偿作用,*SMN2* 基因拷贝数的不同使SMA患儿的临床表型严重程度各异,拷贝数越多对 *SMN1* 基因的补偿作用就越大,因此 *SMN2* 基因被认为是 *SMN1* 基因的修饰基因。

二、脊肌萎缩症发生的分子基础

1. *SMN1* 基因7号外显子的缺失

SMN1 缺失是引起脊髓性肌萎缩症的主要原因,约95%的患者检出 *SMN1* 基因缺失。单独的 *SMN2* 缺失不致病,但其拷贝数对SMA表型有修饰作用。*SMN1*、*SMN2* 的缺失组合可有以下4种情况:① *SMN1* 和 *SMN2* 均缺失;② *SMN1* 缺失,存留一个 *SMN2*;③ 没有 *SMN2* 拷贝,*SMN1* 基因转换为 *SMN2*;

④ 原有一个 *SMN2* 拷贝，加上 *SMN1* 基因转换为 *SMN2*，形成两个 *SMN2* 基因。图 6-3-2 是正常人群等位基因的常见类型和 SMA 4 种不同的等位基因。

2. *SMN1* 基因的点突变

约 5% 的患者存在 *SMN1* 基因点突变或微小缺失，当患者临床表现为典型的 SMA 症状，但未能检出 *SMN1* 基因外显子 7 纯合缺失，应考虑是否存在 *SMN1* 基因点变异的可能。目前报道的 *SMN1* 基因突变达 112 种（HGMD Professional 2017.4）。

3. *SMN1* 基因的"2+0"现象

在 *SMN1* 基因外显子 7 和 8 缺失的 SMA 携带者中大部分为 *SMN1* 基因外显子 7 和 8 的杂合缺失，但也有携带者为 *SMN1* 基因在一条染色体上的顺式重复和在另外一条染色体上缺失的复合体，即"2+0"基因型。2003 年，Chen 等应用体细胞杂交单体技术和剂量分析法确定 1 例"2+0"型个体，此后多篇文献报道了"2+0"型的携带者。目前，认为 *SMN1* 基因"2+0"型的携带者在正常群体中发生率为 3.3%～8.1%。

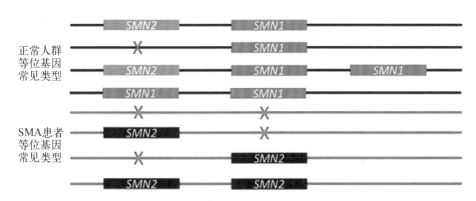

图 6-3-2　*SMA* 不同基因型的组合

三、SMA 的基因诊断

（一）*SMN1/SMN2* 基因 7 号外显子缺失和"2+0"现象检测

1995 年，Vander Steege 等建立了错配 PCR-RFLP 法检测 *SMN1/SMN2* 基因 7 号外显子的纯合缺失的方法。该方法是早期进行 *SMN1/SMN2* 基因 7 号外显子的纯合缺失的经典方法，但是该方法无法区分杂合性缺失的 SMA 携带者以及正常个体，在临床应用中存在一定的限制。随着分子诊断技术的发展，国内外不少学者先后开展了半定量FISH、PCR、荧光实时定量PCR和DHPLC分析等方法来检测*SMN*基因的拷贝数。其中使用最为广泛的是于2002年由Schouten等建立起来的多重连接依赖性探针扩增技术（multiplex ligation-dependent probe amplification，MLPA），具有高特异性、高敏感性、可高通量操作和结果重复性好的优点。

1. PCR-RFLP法

PCR-RFLP法由Vander Steege等学者建立，其主要原理是在差异碱基相邻处通过反向错配引物引入错配位点T（该位点野生型为C），从而使*SMN2*基因的PCR扩增产物中形成1个特异的*Dra* I酶切位点；通过*Dra* I对*SMN1*与*SMN2*的7号外显子PCR产物进行直接酶切以区别*SMN1*和*SMN2*：*SMN1*的7外显子PCR产物（189 bp）不被酶切，而*SMN2*的7号外显子的PCR产物可被*Dra* I酶切成大小分别为165 bp和24 bp的两个片段，琼脂糖凝胶电泳结果可提示*SMN1*是否缺失。

PCR-RFLP法用于检测纯合缺失的患者简单、快捷，但无法区分杂合缺失的携带者和正常者；并且会因酶活性下降导致酶切不完全、引物结合序列发生点突变导致不能扩增、基因内转化等现象，使扩增产生的异源双链不能酶切，这都将会增加诊断的困难，产生假阴性，甚至造成误诊。

2. MLPA

MLPA技术由Schouten等学者于2002年发明，原理是通过特异性探针与靶基因DNA杂交、探针连接、PCR扩增以及片段产物分析等步骤，在一个反应管中对几十个不同的靶位点进行检测和定量分析，一项用于检测基因缺失和重复的定量分子诊断技术，能够实现定量分析*SMN1*、*SMN2*拷贝数的效果。该方法是本实验室对*SMN1*和*SMN2*基因检测的常规方法。

MLPA技术解决了常规PCR-RFLP法无法检测*SMN1*杂合缺失的问题，此外，它仅需要少量的DNA模板就能快速准确地定量*SMN2*、*NAIP*等与SMA发病相关的基因拷贝数，有助于区分表型，为遗传咨询和临床决策提供更多的可用信息。同时，由于MLPA技术能够准确地检出*SMN1*基因的拷贝数，可以结合检测家系成员（先证者的父母及祖父母）的*SMN1*基因的拷贝数来推断是否存在"2+0"现象，优势较为明显。

但MLPA也有其局限性，当探针杂交部位发生点突变时，也有可能妨碍探针与靶序列的杂交，出现片段缺失的假阳性结果等，也无法检测点突变。因此，仍需要结合其他的方法予以综合分析，以提高诊断率。

（二）SMN基因点突变检测

SMN1与SMN2基因具有高度的同源性，进行单独的SMN1基因扩增难度较大。目前较为成熟的检测方法主要有SSCP、异源双链分析和长链PCR后直接测序等方法来鉴定SMN1的点突变。Clermont等采用长链PCR后进行巢式PCR，对SMN1基因各外显子进行扩增及Sanger测序，对12例患者进行了微小变异检测，在6号外显子上发现5个微小变异。迄今为止，已报道的SMN1微小突变已有112种，变异类型包括错义、移码、无义、剪接位点变异等，这些变异较常见于SMN1基因的3号和6号外显子。

四、SMA的胚胎植入前基因诊断

1998年，Dreesen首次利用单细胞PCR技术检测SMN1基因的7号外显子及邻近基因拷贝数，实现了SMA的PGD并获得健康婴儿出生。目前，SMA胚胎植入前基因诊断所涉及的单细胞检测方案包括PCR-酶切法、直接特异性扩增SMN1基因法以及STR单体型连锁分析等。随着遗传检测技术的进步，利用高通量测序的SNP单倍型分析逐渐替代了STR单体型分析。

1. PCR-RFLP法

Dreesen等首例SMA的PGD诊断采用的实验方法为半巢式PCR扩增SMN基因7号外显子，使用内切酶Dra I对特别位点酶切，酶切消化SMN2基因片段而不消化SMN1基因片段，但由于单细胞样本量少且时间控制严格，限制了该方法的临床应用。1999年，学者Blake等人运用多重荧光PCR技术在单细胞水平上扩增7、8号外显子，增加了21号染色体上STR位点的探针，可以将SMA和21三体综合征同时诊断，但作者仅用于PGD方法学的研究，未应用于临床。2001年，Daniels等将PCR-RFLP法进行改良，利用错配引物构建的Hinf I酶切位点，该酶在SMN1基因中有2个酶切位点，在SMN2基因中只有1个酶切位点，因而SMN1基因被消化后的片段数较SMN2基因多1条（见图6-3-3），可在一定程

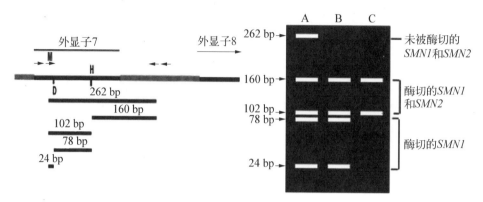

图6-3-3 *SMN*的引物位置及错配引物构建的*Hinf*Ⅰ酶切位点及扩增产物电泳图

注:左图中,箭头显示的是引物位置,D表示*SMN1*与*SMN2*的差异位点,M表示错配引物构建的*Hinf*Ⅰ酶切位点,H表示固有的*Hinf*Ⅰ酶切位点。右图中,A. 酶切不完全的正常或*SMN1*外显子7杂合缺失者片段;B.酶切完全的正常或*SMN1*外显子7杂合缺失者片段;C.酶切完全的*SMN1*外显子7纯合缺失者片段。262 bp为未切的PCR产物;160和102 bp为*SMN1/SMN2*基因固有*Hinf*Ⅰ位点酶切产生的片段;78和24 bp为102 bp的酶切产物

度上避免因酶消化不完全而把患病胚胎诊断为健康胚胎的风险。利用改良的PCR-RFLP法共完成5个周期29个胚胎的诊断,检出正常或携带者胚胎14枚,移植后出生了6名健康新生儿,新生儿基因检测结果与PGD相符,随访至1岁均无SMA症状。

尽管PCR-RFLP法是最早应用于SMA的PGD并已获健康婴儿的出生,有多篇文献报道,但存在以下明显的缺点:① 当酶消化不全时可能导致误诊;② 无法区分正常和携带者胚胎;③ 如发生ADO,可导致出现假阴性和假阳性,造成严重后果;④ 体系内无法检测外源性污染与ADO的发生。

2. 直接特异性扩增*SMN1*基因法

Moutou等学者利用*SMN1*与*SMN2*基因的碱基差异设计引物,特异性扩增*SMN1*基因7号外显子,利用荧光PCR检测特异性扩增产物的有无来判断*SMN1*基因是否存在同源性缺失。利用该方法共对2个病例的14枚胚胎进行检测,移植了5枚正常或携带者胚胎,但未获得妊娠。

3. STR连锁分析法

Korzebor等在5q13区域找到了5个STR连锁标记: D6S610、D51417、D5S1408、D5S629和D5S637。5个STR均位于*SMN*基因的上、下游3M以内的区域(见图6-3-4),其多态性信息量(PIC)分别为0.867 216、0.726 906、0.755 038、

0.846 063和0.721 263,说明该5个STR位点在基因连锁分析中有较高的应用价值。表6-3-1是根据确定的5个STR位点设计的引物表,荧光PCR扩增后经毛细管电泳和片段分析,通过与夫妻双方的连锁信息对比,能够区分正常、携带者和异常胚胎。但该方法存在明显的缺点:① 属于间接诊断,缺少直接诊断依据;② 当STR位点无法提供足够的信息,同时发生ADO时,有发生误诊的可能性。故应当结合其他直接法联合诊断。

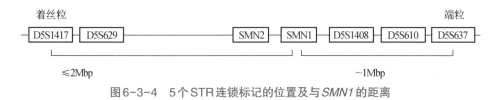

图6-3-4　5个STR连锁标记的位置及与*SMN1*的距离

表6-3-1　5个STR位点的荧光PCR扩增引物

位点	标签	引物序列(5′-3′)	扩增产物大小(bp)
D5S610	Atto	上游:TTT GTT AAG CTC CTC CAG TGA AT 下游:ATG CCC AGC CTA AAC TGA ACT	102～148
D5S629	Atto	上游:CAG TGA GCC GAG ATC TCG TC 下游:CCG GTT TGT TCC TGT GAT CAG	183～203
D5S637	FAM	上游:GAG TGT GAA TTA ATT GCC AAA CAC 下游:CAT TTA ATA CTG CAA TGA AAA AGT C	231～243
D5S1408	HEX	上游:CCA GAA TAA CCT CGG AAC CTA GT 下游:CTC CCA AAG TGC TGG GAT TAC	219～239
D5S1417	HEX	上游:TTT CAA CCC TGA GAC ATT CAA CT 下游:GTG TTA GAA TCA CCT GGG AAG TG	144～164

4. SNP单倍型分析法

2006年,Renwick等首次提出了PGH的概念。单体型是指一条染色体上两个或两个以上紧密连锁的多态性座位状态组合,在遗传时可作为一个单位传给子代。利用已知致病基因携带状态的家系成员样本,通过测定位于致病基因内部或者附近的STR或SNP位点,根据孟德尔遗传定律可以得到家系致病突变所在单体型,从而将某个单基因遗传病家系中的致病基因所在的染色体与正常染色体区分开来。由于SNP在整个人类基因组内分布密集,其数量比STR高出数十至数百倍,已成为最具应用前景的遗传标记。2010年,Handyside首次用karyomapping技术开展了包含SMA在内的26种单基因遗传病的PGD实验研究,这种基于芯片的karyomapping技术可在全基因组范围内进行SNP连锁分析,平均每个基因在上下游2 M范围内覆盖400～500个SNP,可作为一种SGD-PGD的通用检测体系。但对于某些疾病(如SMA),SNP覆盖率偏低,需要联合其他方法进行诊断以提高准确率。随着WGA技术和NGS技术的发展,利用目标序列捕获芯片结合NGS技术快速筛选与致病基因突变位点连锁的SNP标记位点进行单倍型分析,并逐渐替代STR单体型分析成为目前PGH的主流方法之一。PGH策略可以对WGA及PCR中发生的ADO和污染进行监测,最大限度保证诊断结果的可靠性,减少PGD的误诊率,具体原理如图6-3-5所示。最近,有学者报道了利用高通量测序同时进行突

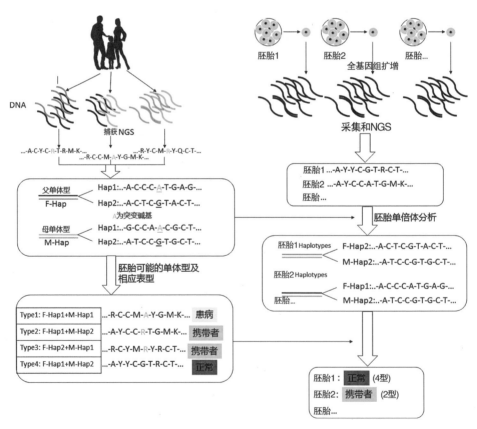

图6-3-5　家系SNP-单体型分析流程

变点、染色体异常和连锁分析的MARSALA技术进行SMA的PGD,并获得健康婴儿的出生。

作者所在单位的生殖中心对SMA的PGD策略是采用WGA后PCR-RFLP结合SNP单倍型分析法,进行*SMN1*基因外显子缺失的直接诊断和间接诊断。采用多重置换扩增对单细胞基因组进行WGA,再在WGA产物中进行*SMN1*基因7号外显子的特异扩增和基因缺失的检测。*SMN1*基因第280号密码子为TTC,*SMN2*基因第280号密码子为TTT,在SMA-E7-R引物的3′端第2个碱基上引入突变碱基T(表格红色标记的T),使正义链上碱基G变为A,与*SMN2*基因也形成*Dra* I 酶切位点。引物序列如**表6-3-2**所示。

表6-3-2　SMN 7号外显子引物序列

引物名称	引物序列(5′→3′)	扩增片段(bp)
SMA-E7-F	AGC CTA ATA ATT GTT TTC TTT GGG AT	235
SMA-E7-R	CAC CTT CCT TCT TTT TGA TTT TGT TT	

PCR扩增产物长度为235 bp,经*Dra* I 酶切,*SMN2*基因的PCR扩增产物可形成3条大小分别为176、35和24 bp电泳条带,*SMN1*基因的PCR扩增产物则形成2条大小分别为200和35 bp的电泳条带,**图6-3-6**中D-03为正常或携带者单细胞WGA产物经PCR扩增的产物,E-01为D-03产物经*Dra* I 酶切产物的条带。而SMA患者由于*SMN1*的7号外显子纯合缺失,PCR产物经*Dra* I 酶切后,仅可见*SMN2*基因的酶切产物,形成3条大小分别为176、35和24 bp的电泳条带。**图6-3-6**中D-04为患者单细胞WGA产物经PCR扩增的产物,E-02为D-04产物经*Dra* I 酶切产物的条带。

在PCR-RFLP诊断的同时,我们利用一个包含*SMN1*基因在内的20种常见单基因遗传病的捕获芯片进行高通量测序及SNP的单倍型分析,对1个SMA家系进行了PGH。该家系有两次SMA患儿生育史,基因检测显示患儿为*SMN1*基因7号外显子缺失纯合变异,夫妻双方均为*SMN1*基因7号外显子缺失杂合变异。对3个家系成员样本和8个胚胎样本进行检测,3个家系样本平均测序量1.13 GB,平均测序深度110×,各样本目标区域平均覆盖度为97%。通过筛选标记SNP位点,成功构建父源和母源SNP—单体型(见**表6-3-3**)。

共对8个活检的单胚胎细胞进行NGS-PGH，在*SMN1*上、下游2 M范围内获得
10×以上覆盖度，范围在69.26%～90.44%之间，总体10×覆盖度良好，所有胚
胎样本均获得近百个有效的连锁SNP位点（见表6-3-4），8个胚胎样本均获得
结果，诊断成功率100%。获得了2枚正常的胚胎，单胚胎移植后成功妊娠并出
生健康女婴。

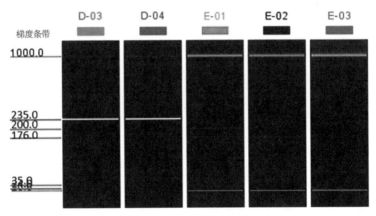

图6-3-6　PCR产物和*Dra*Ⅰ酶切产物电泳结果图

注：D-03. 携带者PCR产物；D-04. 患者PCR产物；E-01. 携带者酶切产物；E-02. 患者酶切产物；E-03.
阴性对照

表6-3-3　*SMN1*基因上下游的SNP位点及相应的单体型（部分）

位	置		夫	妻	子	F₁（致病单体型）	F₂	M1（致病单体型）	M2
*SMN1*上游	chr5	68373645	T/G	G/G	T/G	T	G	G	G
*SMN1*上游	chr5	68374096	A/G	G/G	A/G	A	G	G	G
*SMN1*上游	chr5	68402266	C/C	C/A	C/C	C	C	C	A
*SMN1*上游	chr5	68410842	G/G	G/A	G/G	G	G	G	A
*SMN1*上游	chr5	68422845	C/C	C/T	C/C	C	C	C	T
*SMN1*上游	chr5	68529681	C/T	C/C	C/C	C	T	C	C
*SMN1*上游	chr5	68676571	C/C	C/T	C/C	C	C	C	T
*SMN1*上游	chr5	70752768	C/C	C/A	C/C	C	C	C	A
*SMN1*上游	chr5	70753934	G/G	G/A	G/G	G	G	G	A

续　表

位　　　置			夫	妻	子	F₁（致病单体型）	F₂	M1（致病单体型）	M2
*SMN1*上游	chr5	70759320	T/T	A/T	T/T	T	T	T	A
*SMN1*下游	chr5	70762191	G/G	A/G	G/G	G	G	G	A
*SMN1*下游	chr5	70762447	A/A	A/G	A/A	A	A	A	G
*SMN1*下游	chr5	70762952	T/T	T/C	T/T	T	T	T	C
*SMN1*下游	chr5	70763461	C/C	C/T	C/C	C	C	C	T
*SMN1*下游	chr5	70764810	T/T	T/C	T/T	T	T	T	C
*SMN1*下游	chr5	70764881	A/A	T/A	A/A	A	A	A	T
*SMN1*下游	chr5	70770898	C/C	C/T	C/C	C	C	C	T
*SMN1*下游	chr5	70771319	A/A	A/G	A/A	A	A	A	G
*SMN1*下游	chr5	70771693	G/G	A/G	G/G	G	G	G	A
*SMN1*下游	chr5	70775671	C/C	C/G	C/C	C	C	C	G
*SMN1*下游	chr5	70775722	T/T	T/G	T/T	T	T	T	G

表6-3-4　胚胎*SMN1*基因单体型分析

编号	基因	F₁（EX7_8del）		F₂（正常）		M1（EX7_8del）		M2（正常）		单体型判断	检测结果
		上游	下游	上游	下游	上游	下游	上游	下游		
7	*SMN1*	0	0	11	106	0	0	95	57	F2+M2	正常
13	*SMN1*	57	43	0	0	0	0	67	61	F1+M2	携带
14	*SMN1*	0	0	9	89	28	44	0	0	F2+M1	携带
17	*SMN1*	0	0	10	103	31	50	0	0	F2+M1	携带
18	*SMN1*	45	31	0	0	0	0	98	70	F1+M2	携带
27	*SMN1*	0	0	8	106	0	0	60	62	F2+M2	正常
32	*SMN1*	60	58	0	0	30	48	0	0	F1+M1	患病
33	*SMN1*	0	0	4	101	20	18	0	0	F2+M1	携带

（陈松长,张军玉,徐晨明）

第四节 肝豆状核变性的胚胎植入前遗传学诊断

一、肝豆状核变性疾病概述

肝豆状核变性(hepatolenticular degeneration, HLD; OMIM ID # 277900)是一种常染色体隐性遗传性铜代谢障碍疾病,1912年Wilson最早对该病例作了详细的描述,故又称此病为Wilson病(Wilson's disease, WD)。欧美学者报道WD的发病率为1:10万~1:30万,在我国关于WD的流行病学调查较少,其中胡文彬等于2008年11月—2009年10月在安徽省含山县进行的WD流行病学调查研究具有一定的代表性,其结果提示发病率约为2.66/10万,患病率约为6.21/10万,故WD在我国并非罕见病,是儿科较常见的遗传代谢病。

WD是一类铜代谢障碍性疾病。铜是人体必需的微量元素,包括细胞色素氧化酶及其他电子转运蛋白在内的许多酶和蛋白质的合成均需要铜。生物体在长期进化中已经形成了一套清除过剩铜的机制,当饮食中摄入的铜超过其需要量时能被清除。但是在WD患者中由于铜无法完成与铜蓝蛋白的结合,导致铜在全身各组织器官内累积,进而引起组织损害。铜的累积可引起肾脏、骨骼和血液等系统的损害,但最主要的影响是神经系统和肝功能,导致肝硬化、神经症状、角膜K-F环、尿铜升高等临床表现。一般情况下,肝脏损害往往发生较早,而神经系统的损害则多发生于青春期。该病的临床症状很少发生在3岁之前,部分患儿早期可以完全无任何临床表现,但可从无症状快速进展至严重肝功能衰竭。所以早期诊断较困难,易致误诊、漏诊,导致治疗失败。

*ATP7B*基因位于染色体13q14.3,长约80 kb,含有21个外显子及20个内含子。*ATP7B*基因编码的蛋白称为ATP7B酶或ATP7B蛋白,该基因在肝、肾、胎盘高度表达,编码一个膜转运ATP酶,这是一种铜依赖性P型ATP酶。ATP7B蛋白主要有3个功能区:金属离子结合区、P型ATP酶功能区(也称高度保守区)和跨膜区(也称疏水区)。*ATP7B*编码铜转运蛋白,其基因变异可使编码蛋白质的功能减弱或丧失,不能将多余的铜离子从细胞内转运出去,导致铜离子

在细胞内滞留或铜的转运在细胞膜上滞留,最终引起铜蓝蛋白合成不足以及胆道排铜障碍,使铜离子在特定的器官或组织沉积而致病。

二、WD 致病的分子基础

现有研究认为 *ATP7B* 基因外显子变异类型包括点突变、小缺失、小插入、大片段缺失、剪接突变和调节基因突变等多种多样。但主要以单个位点的变异为主,一些变异可引起严重铜转运功能损害,导致儿童时期便出现肝损害,而一些变异导致的蛋白功能损害较轻,可在成年时期才出现在症状。但变异形式与临床表型之间的关系至今仍未完全确定。

目前报道的 *ATP7B* 基因突变达 894 种,具有变异热点区域,有明显的种族和地区差异性。2006 年,Ferenci 等报道了 23 种变异,该研究认为 H1069Q 和 G1266K 变异是欧洲 WD 患者的变异热点,分别占患者总人数的 28% 和 10%。我国学者分别对南方省市 WD 患者和北方省市 WD 患者进行 *ATP7B* 基因突变的高频突变位点检测分析,其中南方人群以 Arg778Leu 和 Arg952Lys 为高频突变位点,分别占患者人数的 13.33% 和 23.33%,而北方人群 Arg778Leu 突变频率最高,占患者人数的 50%,证实在我国不同地域人群具有不同的突变热点。

三、WD 的基因诊断

WD 的基因诊断主要分为两个时期,在早期 *ATP7B* 基因还未克隆阶段,主要采用 RFLP 家系连锁分析和 STR 连锁分析进行间接诊断。其中 1989 年,Figus 等率先采用 RFLP 家系连锁分析的方法检测 WD 基因突变。但这些方法只能应用于存在 WD 先证者的家系,而且信息含量少,已不适应目前的临床需要。20 世纪 90 年代以后,随着分子生物学技术的快速发展和 *ATP7B* 成功克隆以来,直接对 *ATP7B* 基因编码区进行扩增并检测突变成为 WD 基因诊断的首选策略。PCR 分析技术、PCR 酶切和荧光 PCR 技术、DHPLC 分析技术、DNA 微阵列技术等技术很快成功地运用于 *ATP7B* 基因点突变的检测。PCR 扩增后产物直接测序法是 *ATP7B* 突变检测的“金标准”,但 *ATP7B* 基因有 21 个外显子,其 cDNA 也长达 4.5 kb,所以直接测序法实际操作比较烦琐,耗时耗力。随着 NGS 技术的成熟及测序成本的下降,基因芯片捕获的NGS技术在单基因遗传病诊断中的应用得到了快速的发展。

(一) 间接检测

在*ATP7B*基因被分离和鉴定之前,对WD的基因诊断主要依赖于RFLP连锁分析。1989年,Figus等采用RFLP家系连锁分析的方法WD家系成员及先证者进行产前诊断和杂合子的检出;1996年和2000年,我国学者吴志英、王丽娟等利用位于WD基因内部及侧翼区的STR D13S301、D13S316、D13S133和D13S314等4个位点进行连锁分析,对WD携带者及症状前患者进行了快速诊断;2007年,Gupta等学者选择了4个WD基因的SNP位点对印度人WD家系进行检测。间接法在早期WD患者的基因检测中发挥了积极的作用,但该方法所用SNP位点与*ATP7B*基因距离较远,可能发生重组导致误诊,不能对无WD家族史或家系中先证者已死亡的可疑WD患者进行诊断。随着测序技术的成熟,现在较少使用该方法。

(二) 直接检测

2005年,Vrabelova等综合运用RFLP、DGGE、TTGE、DHPLC和PCR产物直接Sanger测序的方法检测了227例WD患者,共检出40个不同的突变和18个多态性位点,其中13个为首次检出的突变。PCR产物直接测序技术的使用极大地提高了WD患者基因突变的检测率,并且使新突变的检出变得更加简单。该方法是检测*ATP7B*基因突变的"金标准"。但是*ATP7B*基因有21个外显子,需要对20多对引物进行PCR扩增(**引物见表6-4-1**),使该项检测耗时耗力,未能得到长足的发展。目前,临床上主要使用高通量捕获测序直接检测*ATPTB*基因的突变。

表6-4-1 *ATP7B*基因启动子区域和外显子引物信息

引物名称	引物序列(5'-3')	扩增片段(bp)
ATP7B-Pa	上游: GCTGAAGCAGGGAAGGGAAC 下游: TGTCAATCACAGGCCACGC	566
ATP7B-Pb	上游: GGACAGCAGTGGGGGGTTG 下游: GGACAGCAGTGGGGGGTTG	348

引物名称	引物序列（5'-3'）	扩增片段（bp）
ATP7B-Pc	上游：AGCGCAGAGCGGACCCGA 下游：ACCCTCGCCCACTCCCCAG	318
ATP7B-Pd	上游：CACGGCAGAGAACACTGTGGCAC 下游：TCGGCCTTCCCTGCGCACC	529
ATP7B-E1	上游：CACTCTGCGCCTCCTCTCCCG 下游：TCGGCCTTCCCTGCGCACC	269
ATP7B-E2a	上游：AGAAGCTGGGATGTTGTAGAAAATATT 下游：AATGGAGCTGACACAGGACTG	499
ATP7B-E2b	上游：CTGGCCCTCAAGGTCCTTGC 下游：CTGGGCTGGTACAAGAAGGGTCA	530
ATP7B-E2c	上游：ATATTGGCCAGCTCCTAGGGG 下游：ACCATCCAGGAGCTATAAGACACAA	525
ATP7B-E3	上游：CTCACCAAGAGCCCTGAAACC 下游：TTGCTGGGTATTCTGAAGGGAG	420
ATP7B-E4	上游：GATGTGTTTCTTTGTTCGGTTA 下游：AACAACAACAAACCAGACACG	370
ATP7B-E5	上游：GCTGCCTGTTACCTAGACTCC 下游：CCATGGGAAAAGTTGAAGAATT	377
ATP7B-E6	上游：AACCCACAAAGTCTACTGAGGC 下游：ACAAGACCAGCTGGCAGAGT	293
ATP7B-E7	上游：CAGACATGTGACAAAGGCAGG 下游：AAGTGCCATTTAAACCAAGCT	396
ATP7B-E8	上游：TCCCTACTTGCTGGCAGC 下游：AAACATGGTGTTCAGAGGAAGTG	349
ATP7B-E9	上游：TGTTTCTCTCGCACCAGCTGT 下游：TGTCAATACAACATGGGCATCTG	283
ATP7B-E10	上游：CTATTGTAACAGCTGGCCTAGAACC 下游：CTGTCACTTGCTCAGCCCC	296
ATP7B-E11	上游：GCTGTCAGGTCACATGAGTGC 下游：CTGATTTCCCAGAACTCTTCACAT	295
ATP7B-E12	上游：TTCTTCATAGGTTGTAATTTCCCATG 下游：GGATCAATGTCAGTAGATTATTTAAAACAC	286
ATP7B-E13	上游：CCCTGAAATGTCCTTATCTGATTAG 下游：TCTCAAGGCTTTTCTCTCAATGTG	404

续　表

引物名称	引物序列（5'-3'）	扩增片段（bp）
ATP7B-E14	上游：AGTTCTGCCTCAGGAGTGTGAC 下游：CAGCTAGGAGAGAAGGACATGG	337
ATP7B-E15	上游：TCTTGGCTTACAGTTTCCTCTTCC 下游：TCTGTGGTTTGACCCACCTC	310
ATP7B-E16	上游：TGCTGTTAAAAGGATTGCATGGT 下游：GACTCTTTTGCCTGATATCTGCA	336
ATP7B-E17	上游：CATTGCAAGTGTGGTATCTTGGT 下游：TACAGCTCAGTGCTGGGCC	306
ATP7B-E18	上游：CAAGGGTAACTTGAGGTTTCTGC 下游：TCATTCTGATGGAGAGGAGCAC	366
ATP7B-E19	上游：TGGGCAGACCCCTTCCTCAC 下游：AAGCCTTTCTGGGCGCAGCT	205
ATP7B-E20	上游：GACCTAGGTGTGAGTGCGAGTT 下游：TGAGAGGCAAGTTCCACTGTG	265
ATP7B-E21	上游：GGATGAGAGGCCTTCACCAG 下游：GTGGTGAGTGGAGGCAAGTC	407

注：引自 Vrabelova S, Letocha O, Borsky M, et al. Mutation analysis of the ATP7B gene and genotype/phenotype correlation in 227 patients with Wilson disease[J]. Mol Genet Metab, 2005, 86 (1-2): 277-285

（三）热点区域检测

DHPLC技术是近年发展起来的一项半自动化、高通量基因分型技术，其原理基于离子对反向高效液相色谱法。在DNA部分变性的温度条件下，变异型和野生型的 PCR产物分别形成同源双链和异源双链，异源双链与同源双链之间解链温度（T_m）存在差异，故在色谱柱中停留的时间不同，从而形成不同的色谱峰，能够有效区分野生型与变异型，再对检出的变异型进行测序以确认突变位点。DHPLC具有快速、敏感、准确且经济的特点，已广泛用于遗传病基因变异筛查和SNP分析，也成为WD热点区域检测较为常用的方法。Weirich等在2002年首次将DHPLC技术用于WD携带者筛查。我国也有学者利用DHPLC 技术联合测序诊断方法进行 WD家系基因突变的检测，初步显示该技术为一种较为经济、可靠的基因诊断方法。

四、WD的PGD

目前未见关于WD的PGD报道。作者团队在前期对一例生育过WD患儿的家庭进行基因诊断和PGD,先证者(Ⅱ:1)为c.2975C>T和c.3605C>G的复合杂合突变患者,其中c.3605C>G遗传自母亲(Ⅰ:2),c.2975C>T位点遗传自父亲(Ⅰ:1)(见图6-4-1)。采用高通量测序SNP单体型分析的策略进行PGD,通过目标区域家系SNP单体型分析,共筛选出606个候选SNP位点可以用于区分胚胎单体型,其中基因上游406个,基因下游200个。

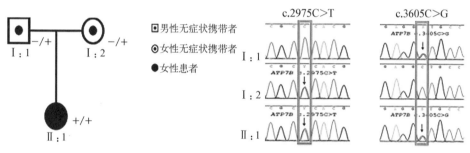

图6-4-1　一例肝豆状核变性家系及基因诊断结果

按照此策略,该家系活检了5枚胚胎,WGA成功扩增4枚,在*ATP7B*基因上、下游2 M的范围内获得10×以上覆盖度的范围在48.94%~72.96%之间,剔除其中一枚行WGA后偏向性较严重的结果,共3枚胚胎获得明确的SNP单体型分析结果(见表6-4-2),移植1枚正常胚胎后未获得妊娠。

表6-4-2　胚胎*ATP7B*基因单体型分析

编号	基因	F1 (c.2975C>T)		F2(正常)		M1 (c.2605C>G)		M2(正常)		单体型判断	检测结果
		上游	下游	上游	下游	上游	下游	上游	下游		
3	*ATP7B*	57	44	0	0	17	6	0	0	F1+M1	异常
9	*ATP7B*	0	0	21	51	20	6	0	0	F2+M1	携带
15	*ATP7B*	0	0	34	95	0	0	68	67	F2+M2	正常

(陈松长,白彩虹,徐晨明)

第五节　血友病的胚胎植入前遗传学诊断

一、血友病疾病概述

血友病（hemophilia）是一种XR遗传的出血性疾病，包括血友病A（OMOM ID # 306700）和血友病B（OMIM ID # 306900），分别由凝血因子Ⅷ（FⅧ或F8）和凝血因子Ⅸ（FⅨ或F9）缺乏导致。其共同特征为患者反复出血，主要受累器官为关节和肌肉组织。

世界范围内，血友病A和血友病B的出生缺陷发生率约为1∶10 000，由于F8基因位于X染色体，且具有较高的自发突变率，不同国家和种族血友病出生缺陷率大致相同。在总的血友病患者中，血友病A占80%～85%，血友病B占15%～20%。

临床上根据患者F8或F9的活性水平及症状严重程度将其分为重型、中型、轻型（见表6-5-1），分别占血友病A的50%、10%和40%。

表6-5-1　血友病A和B的临床分型

分型	F8或F9的促凝活性	临床症状
重型	<1%	1个月内大概出现1～6次自发性出血和小损伤后的大出血，包括关节和肌肉出血。
中型	1%～5%	自发性出血少见，通常在轻中度损伤后出血
轻型	5%～35%	一般很少出血，只有在大损伤或手术后才发生

（一）F8基因

F8基因编码凝血因子Ⅷ，是一种具有凝血功能的大分子血浆糖蛋白，在级联反应中作为Ⅸa因子依赖性激活因子X的辅因子。F8基因及其蛋白编码区在1984年被Gitchier等成功克隆并测序，它位于染色体Xq28，包括26个外显子，全长186 kb，是人体最大的基因之一。经推导，F8基因编码的前体蛋白相对分子质量为267 000，包含2 351个氨基酸，该蛋白的前导序列包含19个氨基酸，经加工最终生成包含2 332个氨基酸的成熟蛋白。。

基因编码区突变通常被认为是其编码蛋白错误合成或功能失活的原因。至今为止，在欧洲患者数据库中（http://www.factorviiidb.org），F8基因超过2 000个变异（对应超过5 000个患者）已基本明确。目前所发现的血友病A患者F8基因突变主要包括，内含子22及1倒位，在重型血友病中的发生率分别为40%～50%及4.8%左右，这也是F8基因中发生率较高的可重复性突变。除倒位外，还有点突变（错义突变、无义突变和剪接位点突变）、大片段的基因重排、小片段的缺失或插入等。

Lakich等于1993年发现，大约50%的重型血友病是由F8基因内含子22倒位（Inv22）引起的，并可通过Southern印迹方法检测这种变异。在F8基因22内含子中有一个长9.5 kb的称为Int22h-1的序列，远端靠近端粒处有2个方向与Int22h-1相反的同源序列，分别称为Int22h-2（近端）及Int22h-3（远端）。F8基因内含子22发生倒位正是由于Int22h-1和Int22h-3发生同源重组（F8内含子22Ⅰ型倒位，见图6-5-1）或者Int22h-1和Int22h-2发生同源重组（F8内含子

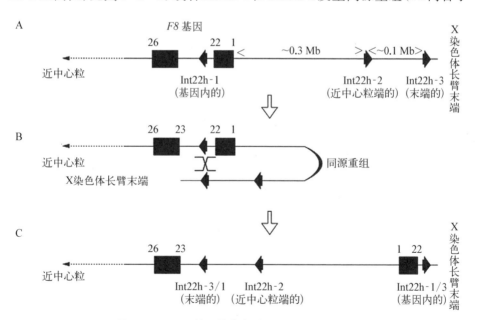

图6-5-1　F8基因的内含子22Ⅰ型倒位示意图

注：A. 正常的F8基因及同源的Int22h序列；B.远端或者近端的Int22h同源序列与F8基因内的Int22h并排，并发生同源重组；C. 内含子22倒位后，导致F8基因1～22号外显子被置于端粒区，且基因方向与正常相反。F8基因不能够被正常转录，导致重型血友病A的发生

22 Ⅱ型倒位）所致。其中 *F8* 内含子 22 Ⅰ型倒位又称为远端倒位，在内含子 22 倒位中约占 84%，*F8* 内含子 22 Ⅱ型倒位又称为近端倒位，约占 16%。

1996 年，Brinke 等发现约 5% 的重型血友病是由内含子 1 倒位（Inv1）造成。其发生机制与内含子 22 倒位的发生机制相似，*F8* 基因内含子 1 含有一段长度为 1 041 bp 的称为 Intlh 的序列，在 *F8* 基因上游约 140 kb 处存在与其方向相反的同源序列称为 Intlh-2，Intlh 和 Intlh-2 发生同源重组，致使 *F8* 基因内含子 1 断裂、发生倒位，从而导致重型血友病 A。

（二）*F9* 基因

F9 基因位于 X 染色体长臂近着丝粒的 Xq27.1-q27.2，全长 33.5 kb，包括 8 个外显子和 7 个内含子，其 cDNA 全长 2.8 kb，编码一条由 461 个氨基酸组成的前体多肽，经过翻译后修饰加工形成由 415 个氨基酸组成的成熟蛋白。

与血友病 A 不同的是，血友病 B 没有发现常见的重复性突变，其突变覆盖整个 *F9* 基因。8 号外显子是 *F9* 基因上最大的外显子，长度为 1.9 kb，包含了几乎一半的 *F9* 编码区域。研究发现大约一半的 *F9* 基因突变发生在这个外显子上。

目前，*F9* 基因突变已报道 1 000 多种，包括点突变、缺失、插入或重排，其中点突变是最常见的基因突变，约占 90%，缺失次之，占 5%～10%。

二、血友病的基因诊断

（一）血友病 A 的基因诊断

内含子 22 和 1 倒位在重型血友病中的发生率较高，因此对血友病 A 重型患者进行基因诊断时首先会进行内含子 22 和 1 倒位的检测，如果患者没有检出 Inv22 或 Inv1，即 *F8* 基因倒位结果阴性，则进一步对患者进行 *F8* 基因的点突变检测以明确其致病原因。目前采用的直接诊断方法有 SSCP、构型敏感性凝胶电泳（conformation sensitive gel electrophoresis，CSGE）、DGGE 及化学裂解错配分析（chemical cleavage mismatch analysis，CCMA）、DHPLC、HRM 和 MLPA。

1. 内含子 22 倒位检测

1993 年，Lakich 等首次采用 Southern 印迹方法，检测到约 50% 的重型血友病 A 患者存在 *F8* 基因 22 号内含子的倒位。该方法作为诊断 Inv22 的"金标准",检测结果准确,能区分不同类型的倒位(Ⅰ、Ⅱ型倒位等),并且可以对Inv22杂合携带者进行半定量评价,但此项技术要求高、操作复杂,需要8～10 d才能获得结果,且需要使用同位素,所以近年来很少应用。

1998年,Liu等研究小组提出应用长距离PCR(long-distance-PCR,LD-PCR)检测F8基因内含子22倒位,起初他们设计了4个引物(见表6-5-2),分别是引物P、Q、A、B进行PCR扩增(见图6-5-2),后经方法改进,发现P、Q、B 3个引物就可以完成检测,正常基因得到的产物为12 kb,发生内含子22倒位后的产物为11 kb。利用Inv22患者与正常人PCR扩增出产物长短的不同,来鉴别F8基因是否存在内含子22倒位。此方法操作简单、快速、容易重复,但是扩增难度很大(有3个扩增片段大小>10 kb,且包含高GC区片段),使得本方法在技术上具有较高的挑战性,难以推广使用。

表6-5-2　LD-PCR检测*F8*基因Inv 22和Inv 1的引物序列

引物设计	引物序列(5′—3′)	产物大小(kb)
Intron 22 long PCR		
Int22 P	GCCCTGCCTGTCCATTACACTGATGACATTATGCTGAC	
Int22 Q	GGCCCTACAACCATTCTGCCTTTCACTTTCAGTGCAATA	10、11、12
Int22 A	CACAAGGGGGAAGAGTGTGAGGGTGTGGGATAAGAA	
Int22 B	CCCCAAACTATAACCAGCACCTTGAACTTCCCCTCTCATA	
Intron 1 inversion PCR-Fragment 1: Int1h-1		
9F	GTTGTTGGGAATGGTTACGG	
Int1h-2F	GGCAGGGATCTTGTTGGTAAA	1.5、2
9cR	CTAGCTTGAGCTCCCTGTGG	
Intron 1 inversion PCR-Fragment 2: Int1h-2		
9F	GTTGTTGGGAATGGTTACGG	
Int1h-2F	GGCAGGGATCTTGTTGGTAAA	1.5、2
Int1h-2R	TGGGTGATATAAGCTGCTGAGCTA	

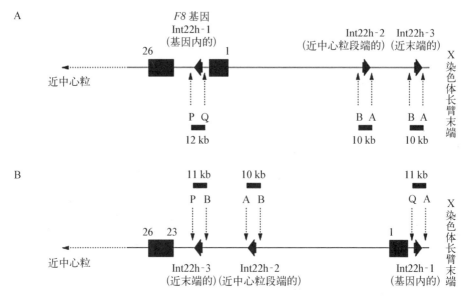

图6-5-2　采用长距离PCR（LD-PCR）方法检测内含子22倒位

注：引物P、Q对应于Int22h-1的2端，引物A、B对应Int22h（近端或者远端）的2端。A. 正常的*F8*基因LD-PCR后的产物包括PQ及AB 2条，产物长度分别为12和10 kb。B. 发生内含子22倒位后，得到的产物有PB、AB及QA，产物长度分别为11、10和11 kb

　　Rossetti等在2005年通过经典的倒位PCR（inverse-PCR, I-PCR）方法对*F8*基因内含子22倒位变异进行了检测。该方法利用限制性内切酶*Bcl* I 特异性识别、剪切（5′-T↓GATCA-3′）位点、消化基因组DNA，然后采用T4连接酶将5′-黏性末端片段连接成"B 环"，最后以"B 环"为模板进行 I-PCR，并通过凝胶电泳分析结果。该方法的优势在于避免了LD-PCR直接扩增3个超过10 kb大片段、扩增难度大的缺陷，因此成功率高、可重复性好，但可能将女性*F8*基因内含子22重复的患者误诊成Inv 22的携带者，或将内含子22缺失的携带者误诊成非携带者。因此，Rossetti等于2008年又将I-PCR进行了改进，提出了反移位聚合酶链反应（inverse shifting-polymerase chain reaction, IS-PCR），最大可能地避免了I-PCR误诊的可能。该方法除了可以区分内含子22的 I 型和 II 型倒位外，还可以对同源重组过程中引起的片段重复或缺失进行检测。

　　2. 内含子1倒位检测

　　1996年，Brinke等发现约5%的重型血友病A是由内含子1倒位造成，是仅次于内含子22倒位的一种突变类型。一般采用双管多重PCR技术检测内含子1倒位。该方法包括两个PCR反应体系,4条可交叉使用的引物(见表6-5-2)。第1个反应体系使用2条针对Intlh区域的特异性引物9F和9cR,加上引物Intlh-2F,正常人的扩增结果为产生一条1 908 bp的条带,而存在1号内含子倒位的患者可产生一条1 323 bp的条带。第2个反应体系使用2条针对Intlh-2区域的特异性引物引物Intlh-2F和Intlh-2R,加上引物9F,正常人的扩增结果为产生一条1 191 bp的条带,而存在1号内含子倒位的患者可产生一条1 776 bp的条带。两个反应互相印证,增加了实验的准确性。

除此以外,Rossetti等提出的IS-PCR也可用于内含子1倒位检测,针对内含子1倒位设计3条特异性引物,利用IS-PCR中得到的"B环"为模板进行扩增。因此,IS-PCR方法可以同时检测内含子22倒位和内含子1倒位。

3. *F8*基因其他变异的检测

*F8*基因除可发生内含子22倒位和内含子1倒位的热点突变外,其序列的任何位置均可发生变异,变异存在高度异质性。截至2018年4月,HGMD更新的*F8*基因已知变异有2 884种(http://www.hgmd.cf.ac.uk/ac/gene.php?gene=F8),其中错义或无义变异共1 674种,剪接位点变异共193种,小缺失变异共489种,大缺失变异共260种,小插入变异共170种,还包括部分复杂重排变异、小片段插入缺失变异等。

对血友病的遗传诊断方法主要分为两大类型。一种为连锁分析(也即间接基因诊断),需要获取患者及患者父母的DNA样本,进而确定其遗传方式及外显率。另一种为直接检测变异位点,需要获取先证者及家系中所有患者的DNA样本。通过直接检测变异位点分析血友病A的基因序列是临床诊断实验室的常规项目,常规方法为:全外显子、密切侧翼内含子序列以及5′和3′上游区域的PCR扩增和Sanger DNA测序分析,有时会联合突变扫描筛选候选致病变异。这一过程确定了大多数血友病A患者中绝大部分患者的致病变异。最近几年,使用多重连接探针扩增技术进行基因分析,检测*F8*基因的大片段缺失和重复已被临床广泛采用。同时,NGS也正在诊断实验室中使用,并开始用于血友病的遗传检测、分析。我们可以通过对先证者*F8*基因致病变异检测及患者的家系验证,对血友病家系进行生育指导和产前诊断。*F8*基因的大片段缺失或重复是重型血友病A的主要致病原因,其中*F8*基因大片段缺失占重型血友病A患者的3%～5%，而大片段重复占血友病A患者的0.6%～0.7%。对于*F8*基因大片段缺失或重复的男性患者可以通过PCR扩增相应外显子后，观察电泳条带进行检测验证，但是对于大片段缺失的女性携带者、大片段重复的女性血友病患者和携带者却无法通过PCR后的电泳条带判断*F8*基因的大片段缺失或重复，需要利用CNV检测的方法进行检出。目前已有多种检测CNV的技术方法，如多重连接依赖的探针扩增技术（multiplex ligation-dependent probe amplification）、液相色谱多重PCR（liquid chromatography-quantitative multiplex PCR）、实时荧光定量PCR（real-time quantitative PCR）以及AccuCopy多重荧光竞争PCR法等，为*F8*基因大片段缺失或重复所致的血友病A型男性患者及女性携带者的诊断提供了大大的便利。

4. 血友病A的间接基因诊断

一般来说，直接检测*F8*基因的变异位点是携带者筛查和产前诊断的首选方法。然而，由于血友病变异的高异质性，*F8*基因结构的复杂性，以及分析成本较高，在一些落后地区更常选择连锁分析的方法，即利用*F8*基因内或旁侧与之紧密连锁的多态性标记进行连锁分析的间接基因诊断方法，这也是目前进行血友病A的携带者检测、致病性遗传诊断和产前诊断的主要途径之一。对于散发的血友病A家系，连锁分析仅能在女性成员的多态性位点不同于先证者时诊断其为非携带者。血友病A的间接基因诊断常使用限制性长度多态性（restriction fragment length polymorphism，RFLP）、STR、SNP及数目可变的串联重复序列（variable number tandem repeat，VNTR）等多态性标志，根据这些多态性标志与致病基因连锁的关系及其向后代传递的规律来进行连锁分析。最常用的*F8*基因的多态性位点有位于内含子18的*Bcl* I，位于内含子19的*Hind* III，位于内含子7的G/A等SNPs位点，以及位于内含子13和内含子22内的STR。表6-5-3为部分*F8*基因多态性的引物序列。

表6-5-3 *F8*基因多态性的引物序列

引物名称	引物序列（5'-3'）	PCR产物大小
*Alw*NI	上游：TAATGTACCCAAGTTTTAGG 下游：TATAGAACAGCCTAATATAGCAACAGACTC	260 bp（－）、232 bp 和28 bp（＋）
内含子13	上游：TGCATCACTGTACATATGTATCTT 下游：CCAAATTACATATGAATAAGCC	（CA）$_n$20 repeats =141 bp

续　表

引物名称	引物序列（5′–3′）	PCR 产物大小
Bcl Ⅰ	上游：TAAAAGCTTTAAATGGTCTAGGC 下游：TTCGAATTCTGAAATTATCTTGTTC	142 bp（−）99 和 43 bp（+）
Hind Ⅲ	上游：AAGGTCCTCGAGGGCGAGCAT 下游：AAGGTCGGATCCGTCCAGAAG	Product = 717 bp 469 和 248 bp（−） 469，167 和 81 bp（+）
内含子 22	上游：TTCTAAGAATGTAGTGTGTG 下游：TAATGCCCACATTATAGA	$(GT)_n(AG)_n$ 26 repeats = 83 bp
基因内 *Xba* Ⅰ		6.6 kb
XEF XER	上游：CTGGAGAATCTAAGAGGATAGAGGACA 　　　ACATTTACC 下游：AGTACTTCTCCAGGGTCTGGGCGTGCTC	6.1 + 0.5 kb（−） 1.3 + 4.8 + 0.5 kb（+）
基因内 *Msp*1		176 bp
DWF	上游：GGTGCTCAGTAGCCTGTCGTTGTG 下游：GCCACTACGCTCAGGTCCTGAGTC （巢式 PCR：首先使用基因内 *Xba* Ⅰ进行一轮扩增， 再使用基因内 *Msp*1 进行二轮扩增）	141 + 35 bp（−） 96 + 45 + 35 bp（+）

（二）血友病 B 的基因诊断

血友病 B 是由 *F9* 基因变异引起的，其结果是Ⅸ因子蛋白质（FIX）表达降低或有缺陷。血友病 B 没有发现常见的重复性突变，而是覆盖整个 *F9* 基因。目前采用的诊断方法与血友病 A 类似，包括变性高效液相色谱（denaturing high performance liquid chromatography，DHPLC）和构型敏感性凝胶电泳（conformation sensitive gel electrophoresis，CSGE）等，高分辨率解离分析（high resolution melt，HRM）和 MLPA 也得到了越来越广泛的应用。

连锁分析是血友病 B 常用的间接基因诊断方法，主要包括 RFLP 连锁分析和 STR 连锁分析两种方法。其中，内含子 18 的 *Bcl* Ⅰ多态性位点，内含子 19 的 *Hind* Ⅲ多态性位点，以及内含子 13 和 22 的二核苷酸 CA–重复 STR 标志物是最常使用的 STR 标志物。对于 *F9* 基因变异的血友病 B 患者进行遗传诊断，连锁分析是最简单的方法，但连锁分析有一些自身局限性存在，包括存在信息不明确的多态性,以及在散发病例中,有些携带者无法检测。

三、血友病的PGD

血友病等X连锁疾病的早期PGD方法主要是通过胚胎性别鉴定选择植入女性胚胎。最早使用的胚胎性别鉴定方法是PCR,但由于ADO造成误诊而停止使用了。之后FISH技术来进行性别鉴定,并一度成为血友病PGD的主要技术。该方法虽然具有一定的稳定性和可靠性,有效地避免生育血友病A患儿,但是却舍弃了50%可能正常的男性胚胎,并且移植的女性胚胎中有50%是致病基因的携带者。

2004年,法国研究人员使用多态性标记共同扩增的间接方法对多种X-连锁疾病成功开展PGD。X染色体长臂的端粒部分是一个包括多种疾病基因的基因富集区,如血友病A、X连锁肾上腺脑白质营养不良等。他们利用一组位于Xq的末端部分基因富集区的微卫星标记DXS1073、DXS9901(BGN)、G6PD、DXS1108、DXS8087和F8C-IVS13,开发了单细胞多重PCR扩增的方法,利用此方法对一位携带*F8*基因6号外显子有4 bp缺失的家庭进行PGD,挑选正常胚胎移植并成功受孕。

2006年,Michaelides等首次对分别存在*F8*的18号外显子上点突变c.5953C>T,R1966X和14号外显子上点突变c.5122C>T,R1689C的2个家庭开展了血友病A的PGD诊断实验研究,其中一个家庭经过一个周期成功妊娠并产下健康婴儿。他们对卵裂球采用WGA技术后,针对突变发生区域采用巢式PCR,之后利用限制性内切酶位点分析突变位点存在与否(对于c.5953C>T使用的限制性内切酶位点为*Rsa* I,对于c.5122C>T使用的限制性内切酶位点为*Pst* I和*Aci* I),并对巢式PCR产物进行测序,综合分析两者结果,选择没有发生突变的胚胎进行植入。

2010年,Laurie等成功对内含子22倒位的重型血友病A家系进行了PGD。他们采用单细胞多重PCR后行 F8C-IVS13、F8C-IVS22和距离*F8*基因235 kb的DXS1073多态性微卫星标记连锁分析(见图5-5-3),历时3个周期,在最后1个周期成功受孕,并足月产下一对健康的双胞胎。

2013年,沈鉴东等对含有*F8* c.3385 C>T突变位点的家庭成功开展PGD。

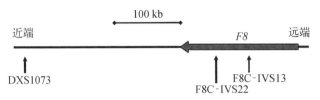

图6-5-3 22倒位的重型血友病A家系的多态性标记

他们采用单细胞WGA后进行STR（DXS8087和DXS1073）连锁分析，结合微测序突变位点直接分析，以及性别鉴定综合判断胚胎是否包含致病变异，选择无突变发生的胚胎植入，足月顺产一健康女婴。

（白彩虹，陈松长，费鸿君）

-------------------------- 参 考 文 献 ---------------------------

［ 1 ］ Arkblad EL, Darin N, Berg K, et al. Multiplex ligation-dependent probe amplification improves diagnostics in spinal muscular atrophy［J］. Neuromuscul Disord, 2006, 16 (12): 830-838.

［ 2 ］ Bowen DJ. Haemophilia A and haemophilia B: molecular insights［J］.Mol Pathol, 2002, 55(2): 127-144.

［ 3 ］ Brinke A, Tagliavacca L, Naylor J, et al. Two chimaeric transcription units result from an inversion breaking intron 1 of the factor VIII gene and a region reportedly affected by reciprocal translocations in T-cell leukaemia［J］. Hum Mol Genet, 1996. 5(12): 1945-1951.

［ 4 ］ Chan V, Tong TM, Chan TP, et al. Multiple XbaI polymorphisms for carrier detection and prenatal diagnosis of haemophilia A［J］. Br J Haematol, 1989, 73(4): 497-500.

［ 5 ］ Chen XP, He SQ, Wang HP, et al. Expression of TNF-related apoptosis-inducing Ligand receptors and antitumor tumor effects of TNF-related apoptosis-inducing Ligand in human hepatocellular carcinoma［J］. World J Gastroenterol, 2003, 9 (11): 2433-2440.

［ 6 ］ Clermont O, Burlet P, Benit P, et al. Molecular analysis of SMA patients without homozygous SMN1 deletions using a new strategy for identification of SMN1 subtle mutations［J］. Hum Mutat, 2004, 24 (5): 417-427.

［ 7 ］ Daniels G, Pettigrew R, Thornhill A, et al. Six unaffected livebirths following preimplantation diagnosis for spinal muscular atrophy［J］. Mol Hum Repord, 2001, 7 (10): 995-1000.

［ 8 ］ De Rycke M, Georgiou I, Sermon K, et al. PGD for autosomal dominant polycystic kidney disease type 1［J］. Mol Hum Reprod, 2005,11(1): 65-71.

［ 9 ］ Feldkotter M, Schwarzer V, Wirth R, et al. Quantitative analyses of SMN1 and SMN2 based on real-time lightCycler PCR: fast and highly reliable carrier testing and prediction of severity of spinal muscular atrophy［J］. Am J Hum Genet, 2002, 70 (2): 358-368.

［ 10 ］ Ferenci P. Regional distribution of mutations of the ATP7B gene in patients with Wilson disease: impact on genetic testing［J］. Hum Genet, 2006, 120 (2): 151-159.

［ 11 ］ Figus A, Lampis R, Devoto M, et al. Carrier detection and early diagnosis of Wilson's disease by restriction fragment length polymorphism analysis［J］. J Med Genet, 1989, 26 (2): 78-82.

［ 12 ］ Fiorentino F, Magli MC, Podini D, et al. The minisequencing method: an alternative strategy for preimplantation genetic diagnosis of single gene disorders［J］. Mol Hum Reprod, 2003, 9(7): 399-410.

［ 13 ］ Gojová L, Jansová E, Külm M, et al. Genotyping microarray as a novel approach for the detection of ATP7B gene mutations in patients with Wilson disease［J］. Clin Genet, 2008, 73 (5): 441-452.

［ 14 ］ Gupta A, Maulik M, Nasipuri P, et al. Molecular diagnosis of Wilson disease using prevalent mutations and informative single-nucleotide polymorphism markers［J］. Clin Chem, 2007, 53 (9): 1601-1608.

［ 15 ］ Hendrickson BC, Donohoe C, Akmaev VR, et al. Differences in SMN1 allele frequencies among ethnic groups within North America［J］. J Med Genet, 2009, 46 (9): 641-644.

［ 16 ］ Jiang T, Yang L, Jiang H, et al. High-performance single-chip exon capture allows accurate whole exome sequencing using the Illumina Genome Analyzer［J］. Sci China Life Sci, 2011, 54(10): 945-952.

［ 17 ］ Xu J, Chen DP, Mao ZG, et al. Autosomal dominant polycystic kidney disease with ectopic unilateral multicystic dysplastic kidney［J］. BMC Nephrol, 2013, 17(14): 38.

［ 18 ］ Kaplan JC, Hamroun D. The 2015 version of the gene table of monogenic neuromuscular disorders (nuclear genome)［J］. Neuromuscul Disord, 2014, 24 (12): 1123-1153.

［ 19 ］ Keeney S1, Mitchell M, Goodeve A. The molecular analysis of haemophilia A: a guideline from the UK haemophilia centre doctors' organization haemophilia genetics laboratory network［J］. Haemophilia, 2005, 11(4): 387-397.

［20］ Korzebor A, Derakhshandeh-Peykar P, Meshkani M, et al. Heterozygosity assessment of five STR loci located at 5q13 region for preimplantation genetic diagnosis of spinal muscular atrophy［J］. Mol Biol Rep, 2013, 40 (1): 67-72.

［21］ Laing NG, Davis MR, Bayley K, et al. Molecular diagnosis of duchenne muscular dystrophy: past, present and future in relation to implementing therapies［J］. Clin Biochem Rev, 2011, 32(3): 129-134.

［22］ Lakich D, Kazazian HH Jr, Antonarakis SE, et al. Inversions disrupting the factor VIII gene are a common cause of severe haemophilia A［J］. Nat Genet, 1993, 5(3): 236-241.

［23］ Lalioti V, Sandoval I, Cassio D, et al. Molecular pathology of Wilson's disease: a brief ［J］. J Hepatol, 2010, 53 (6): 1151-1153.

［24］ Lavery S. Preimplantation genetic diagnosis of haemophilia［J］. Br J Haematol, 2009, 144(3): 303-307.

［25］ Laurie AD, Hill AM, Harraway JR, et al. Preimplantation genetic diagnosis for hemophilia A using indirect linkage analysis and direct genotyping approaches［J］. J Thromb Haemost, 2010, 8(4): 783-789.

［26］ Lin SY, Su YN, Hung CC, et al. Mutation spectrum of 122 hemophilia A families from Taiwanese population by LD-PCR, DHPLC, multiplex PCR and evaluating the clinical application of HRM［J］. BMC Med Genet, 2008, 9: 53.

［27］ Li T, Miller CH, Payne AB, et al. The CDC Hemophilia B mutation project mutation list: a new online resource［J］. Mol Genet Genomic Med, 2013, 1(4): 238-245.

［28］ Liu Q, Nozari G, Sommer SS. Sommer, Single-tube polymerase chain reaction for rapid diagnosis of the inversion hotspot of mutation in hemophilia A［J］. Blood, 1998, 92(4): 1458-1459.

［29］ Long MJ, Song F, Qu YJ, et al. Quantitative analysis of SMN1 and SMN2 genes based on DHPLC: a reliable method for detection of non-homozygous patients with spinal muscular atrophy［J］. Zhonghua Yi Xue Za Zhi, 2008, 88 (18): 1259-1263.

［30］ Lunn MR, Wang CH. Spinal muscular atrophy［J］. Lancet, 2008, 371 (9630): 2120-2133.

［31］ Manolaki N, Nikolopoulou G, Daikos GL, et al. Wilson disease in children: analysis of 57 cases［J］. J Pediatr Gastroenterol Nutr, 2009, 48 (1): 72-77.

［32］ Mansouritorghabeh H. Clinical and laboratory approaches to hemophilia a［J］. Iran J Med Sci, 2015, 40(3): 194-205.

［33］ Michaelides K, Tuddenham EG, Turner C, et al. Live birth following the first mutation specific pre-implantation genetic diagnosis for haemophilia A［J］. Thromb Haemost, 2006, 95(2): 373-379.

［34］ Moutou C, Gardes N, Rongieres C, et al. Allele-specific amplification for preimplantation genetic diagnosis (PGD) of spinal muscular atrophy［J］. Prenat Diagn, 2001, 21 (6): 498-503.

［35］ Ogino S, Leonard DG, Rennert H,et al. Spinal muscular atrophy genetic testing experience at an academic medical center［J］. J Mol Diagn,2002, 4 (1): 53-58.

［36］ Nakabayashi A, Sueoka K, Tajima H, et al. Well-devised quantification analysis for duplication mutation of Duchenne muscular dystrophy aimed at preimplantation genetic diagnosis［J］. J Assist Reprod Genet, 2007, 24(6): 233-240.

［37］ Olivarez L, Caggana M, Pass KA, et al. Estimate of the frequency of Wilson's disease in the US Caucasian population: a mutation analysis approach［J］. Ann Hum Genet, 2001, 65 (5): 459-463.

［38］ Qubbaj W, Al-Swaid A, Al-Hassan S, et al. First successful application of preimplantation genetic diagnosis and haplotyping for congenital hyperinsulinism［J］. Reprod Biomed Online, 2011,22(1): 72-79.

［39］ Qu YJ, Song F, Yang YL,et al. Compound heterozygous mutation in two unrelated cases of Chinese spinal muscular atrophy patients［J］. Chin Med J (Engl), 2011, 124 (3): 385-389.

［40］ Roberts EA, Schilsky ML. Diagnosis and treatment of Wilson disease: an update［J］. Hepatology, 2008, 47 (6): 2089-2111.

［41］ Rossetti S, Strmecki L, Gamble V, et al. Mutation analysis of the entire PKD1 gene: genetic and diagnostic implications［J］. Am J Hum Genet, 2001,68(1): 46-63.

［42］ Renwick PJ, Trussler J, Ostad-Saffari E, et al. Proof of principle and first cases using preimplantation genetic haplotyping—a paradigm shift for embryo diagnosis［J］. Repord Biomed Online, 2006, 13 (1): 110-119.

［43］ Roe AM, Shur N. From new screens to discovered genes: the successful past and promising present of single gene disorders［J］. Am J Med Genet C Semin Med Genet, 2007, 145C (1): 77-86.

［44］ Rossetti LC, Radic CP, Larripa IB, et al. Genotyping the hemophilia inversion hotspot by use of inverse PCR［J］. Clin Chem, 2005, 51(7): 1154-1158.

［45］ Rossetti LC, Radic CP, Larripa IB, et al. Developing a new generation of tests for genotyping hemophilia-causative rearrangements involving int22h and int1h hotspots in the factor VIII gene［J］. J Thromb Haemost, 2008, 6(5): 830-836.

［46］ Rossetti S, Hopp K, Sikkink RA, et al. Identification of gene mutations in autosomal dominant polycystic kidney disease through targeted resequencing［J］. J Am Soc Nephrol, 2012, 23(5): 915-933.

［47］ Rydz N, Leggo J, Tinlin S, et al. The Canadian "National Program for hemophilia mutation testing" database: a ten-year review[J]. Am J Hematol, 2013, 88(12): 1030-1034.

[48] Sakuma K, Yamaguchi A. The functional role of calcineurin in hypertrophy, regeneration, and disorders of skeletal muscle[J]. J Biomed Biotechnol,2010, 2010: 721219.

[49] Scarciolla O, Stuppia L, De Angelis MV, et al. Spinal muscular atrophy genotyping by gene dosage using multiple ligation-dependent probe amplification[J]. Neurogenetics, 2006, 7 (4): 269-276.

[50] Scheffer H, Cobben JM, Mensink RG, et al. SMA carrier testing—validation of hemizygous SMN exon 7 deletion test for the identification of proximal spinal muscular atrophy carriers and patients with a single allele deletion[J]. Eur J Hum Genet, 2000, 8 (2): 79-86.

[51] Schouten JP, McElgunn CJ, Waaijer R, et al. Relative quantification of 40 nucleic acid sequences by multiplex ligation-dependent probe amplification[J]. Nucleic Acids Res, 2002, 30 (12): e57.

[52] Sclafani RV, Wendell DL. Suppression of estrogen-dependent MMP-9 expression by Edpm5, a genetic locus for pituitary tumor growth in rat[J]. Mol Cell Endocrinol, 2001, 176(1-2): 145-153.

[53] Shamash J, Rienstein S, Wolf-Reznik H, et al. Preimplantation genetic haplotyping a new application for diagnosis of translocation carrier's embryos-preliminary observations of two robertsonian translocation carrier families[J]. J Assist Reprod Genet, 2011, 28(1): 77-83.

[54] Shen J, Cram DS, Wu W, et al. Successful PGD for late infantile neuronal ceroid lipofuscinosis achieved by combined chromosome and TPP1 gene analysis[J]. Reprod Biomed Online, 2013, 27(2): 176-183.

[55] Stenirri S, Fermo I, Battistella S, et al. Denaturing HPLC profiling of the ABCA4 gene for reliable detection of allelic variations[J]. Clin Chem, 2004, 50 (8): 1336-1343.

[56] International HapMap Consortium. The International HapMap Project[J]. Nature, 2003, 426 (6968): 789-796.

[57] Thornhill AR, Snow K. Molecular diagnostics in preimplantation genetic diagnosis [J]. J Mol Diagn, 2002, 4(1): 11-29.

[58] Vrabelova S, Letocha O, Borsky M, et al. Mutation analysis of the ATP7B gene and genotype/phenotype correlation in 227 patients with Wilson disease[J]. Mol Genet Metab, 2005, 86 (1-2): 277-285.

[59] Weirich G, Cabras AD, Serra S, et al. Rapid identification of Wilson's disease carriers

by denaturing high-performance liquid chromatography［J］. Prev Med, 2002, 35 (3): 278-284.

［60］ Piyamongkol W, Bermúdez MG, Harper JC, et al. Detailed investigation of factors influencing amplification efficiency and allele drop-out in single cell PCR: implications for preimplantation genetic diagnosis［J］. Mol Humn Reprod,2003,9(7): 411-420.

［61］ Ye Y, Yu P, Yong J, et al. Preimplantational genetic diagnosis and mutation detection in a family with duplication mutation of DMD gene［J］. Gynecol Obstet Invest,2014, 78(4): 272-278.

［62］ Yu B, Sawyer NA, Chiu C, et al. DNA mutation detection using denaturing high-performance liquid chromatography (DHPLC)［J］. Curr Protoc Hum Genet, 2006, Chapter 7: Unit7.10.

［63］ Zhang S, Mei C, Zhang D, et al. Mutation analysis of autosomal dominant polycystic kidney disease genes in Han Chinese［J］. Nephron Exp Nephrol, 2005, 100(2): e63-e76.

［64］ 李文磊, 丁新生, 吴婷, 等. 脊髓性肌萎缩症基因诊断［J］. 中华神经科杂志, 2005, 38 (7): 426-429.

［65］ 王丽娟, 梁秀龄, 刘焯霖, 等. 中国南方汉人D13S316位点多态性及Wilson病基因诊断的研究［J］. 中国神经精神疾病杂志, 2000,26 (2): 90-92.

［66］ 吴志英, 王柠, 慕容慎行, 等. WD基因内部及其两侧翼的微卫星多态快速检出Wilson's病基因携带者及症状前患者［J］. 中国神经精神疾病杂志, 1996,22 (1): 1-3.

［67］ 赵鹏, 张本恕. 天津地区汉族肝豆状核变性患者ATP7B基因突变热区的检测［J］. 天津医科大学学报, 2005, 11(2): 213-215.

［68］ 张秀海, 刘伟. 肝豆状核变性的遗传学研究及治疗进展［J］. 临床医学, 2008, 28(11): 109-111.

［69］ 朱英武, 楚兰. Wilson病ATP7B基因突变研究［J］. 贵阳医学院学报, 2010, 35(5): 476-480.

附录一 常用的正常和异常染色体的命名、缩写和符号（ISCN,1978）

A-G 成染色体组

1-22 常染色体序号

X,Y 性染色体

/用于分开嵌合体不同的细胞系

+放在常染色体号或组的符号之前时,表示整个染色体的增加或丢失;放在染色体壁、结构或其他符号之后时,表示染色体长度的增加或减少。

? 染色体结构不明或有疑问,? 应放在染色体组或号之前。

: 表示断裂

:: 断裂和连接

; 从几个染色体结构重排中,分开染色体和染色体区

ace 无着丝粒断片

cen 着丝粒

chi 异源嵌合体

ct 染色单体

del 缺失

der 衍生染色体

dic 双着丝粒

dup 重复

end 内复制

g 裂隙

h 次缢痕

i 等臂染色体

ins 插入

inv 倒位

inv ins 倒位插入

inv（p⁻q⁺）/inv（p⁺q⁻）臂间倒位

mar 标记染色体

mat 来自母亲

mos 嵌合体（同源）

p 染色体短臂

pat 来自父亲

Ph′ 费城染色体

q 染色体长臂

r 环状染色体

rcp 相互易位

rea 重排

rec 重组染色体

rob 罗伯逊易位

s 随体

sce 姐妹染色体互换

t 易位

tan 连续（串联）易位

ter 末端

pter 短臂末端

qter 长臂末端

tri 三着丝粒

附录二　英汉缩略语表

英文缩写	英　文　全　称	中文全称
ADO	allele drop-out	等位基因脱扣
ADPKD	autosomal dominant polycystic kidney disease	常染色体显性遗传多囊肾病
AFC	antral follicle count	窦状卵泡数
AMH	anti-Müllerian hormone	抗苗勒氏管激素
ARPKD	autosomal recessive polycystic kidney disease	常染色体隐性遗传多囊肾病
array CGH	array comparative genomic hybridization	微阵列比较基因组杂交
CGH	comparative genomic hybridization	比较基因组杂交
DEB	dystrophic epidermolysis bullosa	营养不良型大疱性表皮松解症
DHEA	dehydroepiandrosterone	脱氢表雄酮
DHPLC	denaturing high performance liquid chromatography	变性高效液相色谱
DMD	Duchenne muscular dystrophy	进行性假肥大性肌营养不良
DOP-PCR	degenerate oligonucleotide primed PCR	简并寡核苷酸引物PCR
FISH	fluorescence *in situ* hybridization	荧光原位杂交
FSH	follicle-stimulating hormone	卵泡刺激素
Gn	gonadotropin	促性腺激素
GWAS	genome-wide association studies	全基因组关联研究
HCG	human chorionic gonadotropin	人绒毛膜促性腺激素
HGP	human genome project	人类基因组计划

续　表

英文缩写	英　文　全　称	中　文　全　称
HLA	human leukocyte antigen	人类白细胞抗原
HSC	hematopoietic stem cell	造血干细胞
ICSI	intracytoplasmic sperm injection	卵质内单精子注射
IVF	*in vitro* fertilization	体外受精
MALBAC	multipleannealing and looping-based amplification cycles	多次退火环状循环扩增技术
MSUD	maple syrup urine disease	枫糖尿病
NGS	next generation gene sequencing	二代测序技术
OHSS	ovarian hyperstimulation syndrome	卵巢过度刺激综合征
PCR	polymerase chain reaction	聚合酶链反应
PCOS	polycystic ovarian syndrome	多囊卵巢综合征
PEP	primer extension preamplification	引物延伸预扩增法
PKD	polycystic kidney disease	多囊肾病
PKU	phenylketonuria	苯丙酮尿症
PGD	preimplantation genetic diagnosis	植入前遗传学诊断
PGH	preimplantation genetic haplotyping	植入前遗传学单倍型分析
PGS	preimplantation genetic screening	植入前遗传学筛查
SGD-PGD	single gene disorder preimplantation genetic diagnosis	单基因遗传病的胚胎植入前遗传学诊断
SMA	spinal muscular atrophy	脊髓性肌萎缩
SNP	single nucleotide polymorphisms	单核苷酸多态性
SNP array	single nucleotide polymorphisms array	单核苷酸多态性微阵列
STR	short tandem repeats	短串联重复序列
TSC	tuberous sclerosis complex	结节性硬化症
WD	Wilson's disease	Wilson病
WGA	whole genome amplification	全基因组扩增

索　引